示范性职业教育重点规划教材

药物检测技术实训

主 编 周 立 刘裕红 贾 俊
副主编 卢晓兰 毛午佳 陈湘霞

西南交通大学出版社
·成 都·

图书在版编目（CIP）数据

药物检测技术实训 / 周立，刘裕红，贾俊主编. —成都：西南交通大学出版社，2018.11
示范性职业教育重点规划教材
ISBN 978-7-5643-6526-4

Ⅰ.①药… Ⅱ.①周… ②刘… ③贾… Ⅲ.①药品检定 – 高等职业教育 – 教材 Ⅳ.①R927.1

中国版本图书馆 CIP 数据核字（2018）第 242201 号

示范性职业教育重点规划教材

药物检测技术实训

主编	周 立　刘裕红　贾 俊
责任编辑	牛 君
封面设计	何东琳设计工作室
出版发行	西南交通大学出版社 （四川省成都市二环路北一段 111 号 西南交通大学创新大厦 21 楼）
邮政编码	610031
发行部电话	028-87600564　028-87600533
网址	http://www.xnjdcbs.com
印刷	四川森林印务有限责任公司
成品尺寸	185 mm × 260 mm
印张	11.75
字数	289 千
版次	2018 年 11 月第 1 版
印次	2018 年 11 月第 1 次
定价	28.00 元
书号	ISBN 978-7-5643-6526-4

课件咨询电话：028-87600533
图书如有印装质量问题　本社负责退换
版权所有　盗版必究　举报电话：028-87600562

编委会（以姓氏笔画为序）

毛午佳（贵阳职业技术学院）
邓军琳（贵阳职业技术学院）
卢晓兰（成都中医药大学附属医院针灸学校）
刘春叶（贵阳职业技术学院）
刘裕红（贵阳职业技术学院）
李安桂（贵阳职业技术学院）
李启泉（西南医科大学附属中医医院·中西医结合医院）
李德鑫（贵阳职业技术学院）
吴　颖（贵阳护理职业学院）
吴　敏（贵阳职业技术学院）
余　洋（成都中医药大学附属医院针灸学校）
张　雪（贵阳职业技术学院）
陈　琴（贵阳职业技术学院）
陈湘霞（贵阳职业技术学院）
周　立（贵阳职业技术学院）
贾　俊（贵阳护理职业学院）
涂　鸿（贵阳职业技术学院）
谢　琳（广东岭南职业技术学院）
谭红琴（贵阳职业技术学院）

前　言

　　为了适应我国高等职业院校医药教育事业的发展，结合当前职业院校实际教学工作的需要，根据药物质量检验、仪器分析和分析化学的基本理论和方法，结合我国药品检验机构、药企的药品检验需求，在调查研究药品质检岗位核心能力要求的基础上，组织全国5所高等医药院校的有关人员共同编写而成本书。

　　本书力求反映我国药品检验岗位的工作实际，体现药物检测教学内容与工作场景的紧密结合，力争做到内容丰富、重点突出、切合实际、操作性强。因此，本书可作为高职、中职院校的教材，具有很强的实用价值。

　　本书共有九个模块。模块一着重介绍药物检测的基本知识，包括药物检测任务基本要求、实验室安全要求等。模块二至模块七主要介绍各种具体的药品检验方法和注意事项，模块八主要介绍药物质量分析的常用指导原则，模块九着重介绍药品质检领域的常用理论，供学习者查阅。

　　本书的编写得到了贵阳护理职业学院、成都中医药大学附属医院针灸学校、西南医科大学附属中医医院·中西医结合医院、广东岭南职业技术学院等学校的大力支持，在此表示衷心的感谢。

　　由于本书的参编单位和人员较多，书中难免存在不足之处，欢迎使用单位和读者指正，以便再版时修改完善。

编　者

2018年6月

目 录

模块一 药物检测实训基本知识

基础知识一 药物检测任务基本要求 ························· 1
基础知识二 电子天平的适用及有效数字的处理 ··············· 1
基础知识三 药物检测任务记录与报告 ······················· 5
基础知识四 实验室安全常识 ······························· 5

模块二 药物的鉴别与检查

任务一 氧瓶燃烧鉴别含卤素有机药物 ····················· 7
任务二 维生素类药物的化学鉴别 ························· 9
任务三 紫外分光光度法定性鉴别维生素 B_{12} 注射液 ······· 12
任务四 盐酸普鲁卡因注射液有关物质的高效液相色谱法检测 ··· 14
任务五 头孢克肟中残留溶剂的气相色谱法检查 ············· 15
任务六 青霉素钠中青霉素聚合物的分子排阻色谱法检查 ····· 20
任务七 手性高效液相色谱法检查苯磺顺阿曲库铵中光学异构体 ··· 22

模块三 化学药物及其制剂分析

任务八 贝诺酯原料药及片剂的质量分析 ··················· 25
任务九 牛磺酸原料药及片剂的质量分析 ··················· 30
任务十 水杨酸镁原料药及片剂的质量分析 ················· 34
任务十一 艾司唑仑原料药及片剂的质量分析 ··············· 37
任务十二 左氧氟沙星原料药及片剂的质量分析 ············· 41
任务十三 地西泮注射液的质量分析 ······················· 46
任务十四 阿莫西林克拉维酸钾干混悬剂质量分析 ··········· 49

任务十五　利巴韦林胶囊的质量分析 ……………………………………………………… 52

任务十六　维生素E软胶囊的质量分析 …………………………………………………… 54

模块四　中药材及其制剂的质量分析

任务十七　槐花药材中总黄酮的质量分析 ………………………………………………… 58

任务十八　人参的质量分析 ………………………………………………………………… 60

任务十九　白芍的质量分析 ………………………………………………………………… 63

任务二十　三黄片的质量分析 ……………………………………………………………… 65

任务二十一　小儿肺热咳喘口服液的质量分析 …………………………………………… 67

模块五　生化药物与生物制品分析

任务二十二　胃蛋白酶及其片剂的质量分析 ……………………………………………… 71

任务二十三　重组人生长激素及其注射剂的质量分析 …………………………………… 74

任务二十四　胱氨酸及其片剂的质量分析 ………………………………………………… 78

模块六　体内药物分析任务

任务二十五　兔血浆中茶碱的紫外光谱法测定 …………………………………………… 82

任务二十六　高效液相色谱-荧光法测定人尿液中氧氟沙星的浓度 ……………………… 84

任务二十七　犬血浆中阿司匹林代谢产物水杨酸的高效液相色谱法测定 ……………… 86

任务二十八　固相萃取-高效液相色谱法测定血浆中替硝唑浓度 ………………………… 88

任务二十九　血浆中乙醇的气相色谱法测定 ……………………………………………… 90

任务三十　液相色谱-质谱联用检测血浆中苯磺酸氨氯地平的含量 ……………………… 92

模块七　综合性任务与设计性任务

任务三十一　葡萄糖原料药及其注射液的质量分析 ……………………………………… 95

任务三十二　布洛芬原料药及其缓释胶囊的质量分析 …………………………………… 100

任务三十三　大黄药材的质量分析 ………………………………………………………… 103

任务三十四　山楂叶提取物的质量分析 …………………………………………………… 106

任务三十五　六味地黄丸（浓缩丸）的质量分析 ………………………………………… 109

模块八　药物质量分析与评价指导原则

原则一　中药中铝、铬、铁、钡元素测定指导原则 …………………………………… 114
原则二　中药有害残留物限量制定指导原则 …………………………………………… 115
原则三　国家药品标准物质制备指导原则 ……………………………………………… 118
原则四　药品杂质分析指导原则 ………………………………………………………… 120
原则五　生物样品定量分析方法验证指导原则 ………………………………………… 123
原则六　药品质量标准分析方法验证指导原则 ………………………………………… 133
原则七　药物制剂人体生物利用度和生物等效性试验指导原则 ……………………… 139

模块九　药物检测知识链接

知识链接一　实验室安全知识 …………………………………………………………… 152
知识链接二　药物检测相关规定 ………………………………………………………… 154
知识链接三　片剂相关要求 ……………………………………………………………… 158
知识链接四　注射剂相关要求 …………………………………………………………… 161
知识链接五　胶囊剂相关要求 …………………………………………………………… 164
知识链接六　颗粒剂相关要求 …………………………………………………………… 166
知识链接七　栓剂相关要求 ……………………………………………………………… 168
知识链接八　丸剂相关要求 ……………………………………………………………… 169
知识链接九　软膏剂、乳膏剂相关要求 ………………………………………………… 172
知识链接十　散剂相关要求 ……………………………………………………………… 174
知识链接十一　合剂相关要求 …………………………………………………………… 175

参考文献 …………………………………………………………………………………… 177

模块一　药物检测实训基本知识

基础知识一　药物检测任务基本要求

药物检测实验课程，是药物检测理论知识的具体感性锻炼过程，也是培养学生规范操作的教学过程。为了提高药物检测实验教学质量，学生应达到以下基本要求。

（1）实验前认真阅读实验指导教材内容，明确实验目的、内容及步骤，同时复习相关教材内容，掌握实验原理，写出实验预习报告。

（2）穿好工作服，准时到达实验室，严格遵守实验室各项规章制度，在老师的指导下，按要求完成实验。

（3）进入实验室，必须带好原始实验记录本，做好记录，不得涂改、编造原始记录。

（4）实验时要严肃认真，规范操作，胆大心细。按照实验要求清点所需药品及试剂是否齐备并摆放好，防止药品、试剂取用时交叉污染。

（5）在操作各种精密仪器前先进行使用登记，按仪器操作规程操作使用，使用完毕后按要求进行仪器是否正常的状态登记。

（6）实验结束后，将实验结果或数据交给指导教师审核，清洗、整理好所有实验器材、用品，清理实验台面。

（7）认真整理数据，并根据所得数据进行分析，按时、认真、独立完成实验报告。

基础知识二　电子天平的适用及有效数字的处理

一、电子天平的适用

（一）概　述

分析天平是定量分析操作中最主要最常用的仪器，常规的分析操作都要使用天平，天平的称量误差直接影响分析结果。因此，必须了解常见天平的结构，学会正确的称量方法。

我们用到的天平有以下两类：普通的托盘天平和电子天平。

称量时，要根据不同的称量对象和不同的天平，应当根据实际情况选用合适的称量方法操作。一般称量使用普通托盘天平即可，对于质量精度要求高的样品和基准物质应使用电子天平来称量。

普通的托盘天平是它依据杠杆原理制成，在杠杆的两端各有一小盘，左端放要称量的物体，右端放置砝码，杠杆中央装有指针，两端平衡时，两端的质量（重量）相等。是一种常用衡器。普通天平精确度不高，一般为 0.1 g 或 0.2 g，荷载有 1 g、2 g、50 g、100 g 等。

电子天平是新一代的天平，它是根据电磁力平衡原理制成，直接称量，全量程不需要砝码，放上被测物质后，在几秒钟内达到平衡，直接显示读数，具有称量速度快，精度高的特点，且因其具有体积小、使用寿命长、性能稳定、操作简便和灵敏度高的特点，越来越广泛的应用于各个领域。

（二）电子天平称量前的检查

（1）取下天平罩，叠好。

（2）检查天平盘是否正常，玻璃框内外是否清洁，必要的话予以清扫。

（3）检查天平是否水平，应观察天平后部水平仪内的水泡是否位于圆环的中央，否则通过天平的地脚螺栓调节，左旋升高，右旋下降。

（4）预热：天平在初次接通电源或长时间断电后开机时，至少需要 30 min 的预热时间。

（5）检查硅胶是否变色失效，若变色，应及时更换。

（三）电子天平的一般使用方法

开机：关好天平门，轻按"ON/OFF"键，接通显示器，等待仪器自检。当显示器显示零时，自检过程结束，天平可进行称量。

电子天平的几种称量方法：

1. 直接称量

用于称量洁净干燥的器皿、不易潮解或升华的固体试样质量。如称量某小烧杯的质量：关好天平门，按"TAR"键清零。打开天平左侧门，将小烧杯放入托盘中央，关闭天平门，待稳定后读数。记录后打开左侧门，取出烧杯，关好天平门。

2. 固定质量称量法

此法又称增量法，此法用于称量某一固定质量的试剂（如基准物质）或试样。这种称量操作的速度很慢，适于称量不易吸潮、在空气中能稳定存在的粉末状或小颗粒（最小颗粒应小于 0.1 mg，以便容易调节其质量）样品。本操作可以在天平中进行，用左手手指轻击右手腕部，将牛角匙中样品慢慢震落于容器内，当达到所需质量时停止加样，关上天平门，显示平衡后即可记录所称取试样的质量。记录后打开左侧门，取出容器，关好天平门。

注意：若不慎加入试剂超过指定质量，应先关闭升降旋钮，然后用牛角匙取出多余试剂。重复上述操作，直至试剂质量符合指定要求为止。取出的多余试剂应弃去，不要放回原试剂瓶中。操作时不能将试剂散落于天平盘等容器以外的地方，称好的试剂必须定量地由表面皿等容器直接转入接受容器，即"定量转移"。

3. 递减称量法

又称减量法，此法用于称量一定质量范围的样品或试剂。主要针对易挥发、易吸水、易氧化和易与二氧化碳反应的物质。由于称取试样的质量是由两次称量之差求得，故也称差减法。

称量步骤如下：从干燥器中用纸带（或纸片）夹住称量瓶后取出称量瓶（注意：不要让手指直接触及称量瓶和瓶盖)，用纸片夹住称量瓶盖柄，打开瓶盖，用牛角匙加入适量试样（多于所需总量,但不超过称量瓶容积的 2/3),盖上瓶盖。称出称量瓶加试样后的准确质量。将称量瓶从天平上取出,在接收容器的上方倾斜瓶身,用称量瓶盖轻敲瓶口上部使试样慢慢落入容器中,瓶盖始终不要离开接受器上方。当倾出的试样接近所需量(可从体积上估计或试重[①]得知)时,一边继续用瓶盖轻敲瓶口,一边逐渐将瓶身竖直,使黏附在瓶口上的试样落回称量瓶,然后盖好瓶盖,准确称其质量。两次质量之差,即为试样的质量。按上述方法连续递减,可称量多份试样。有时一次很难得到合乎质量范围要求的试样,可重复上述称量操作 1~2 次。若敲出质量多于所需质量,则需重称,已取出的试样不能收回,须弃去。

(四)称量结束后的工作

称量结束后,按"OFF"键关闭天平,将天平还原。在天平的使用记录本上记下称量操作的时间和天平状态,并签名。整理好台面之后方可离开。

(五)使用天平的注意事项

(1)在开关门,放取称量物时,动作必须轻缓,切不可用力过猛或过快,以免造成天平损坏。

(2)对于过热或过冷的称量物,应使其回到室温后方可称量。

(3)称量物的总质量不能超过天平的称量范围。

(4)所有称量物都必须置于一定的洁净干燥容器(如烧杯、表面皿、称量瓶等)中进行称量,以免沾染腐蚀天平。

(六)调整电子天平水平

精密电子天平在称量过程中会因为摆放位置不平而产生测量误差,称量精度越高误差就越大(如分析天平、微量电子天平),为此大多数电子天平都提供了调整水平的功能。精密电子天平一般有 2 个调平底座,一般位于后面,也有位于前面的。旋转这两个调平基座,就可以调整天平水平。

精密电子天平后面都有一个水准泡。水准泡必须位于液腔中央,否则称量不准确。调好之后,尽量不要搬动天平,否则,水准泡可能会发生偏移,又需重调。调整步骤如下:

(1)旋转左或右调平底座,把水准泡先调到液腔中央线。

单独旋转一个左或右调平底座,其实是调整天平的倾斜度,肯定可以将水准泡调到中央线。关键是调哪一个调平底座。初学者可以这样判断,先手动倾斜电子天平,使水准泡达到中央线,然后看调平底座,哪一个高了,或者低了,调整其中一个调平底座的高矮,就可以使水准泡移动到中央线。

注意:达到中央线之后,才能采用下一个步骤。

(2)同时旋转电子天平的两个调平底座,幅度必须一致,都须顺时针或者逆时针,让水准泡在中央线移动,最终移动到液腔中央。调平底座同时顺时针或者逆时针旋转,则天平倾斜度不变,这样水准泡就不会脱离中央线,只要旋转方向没有问题,就肯定可以达到液腔中央。

注:① 实为质量,包括后文的重量、恒重、失重等。但现阶段我国农林、食品、医药等行业的生产和科研实践中一直沿用,为使学生了解、熟悉行业实际情况,本书予以保留。——编者注

注意：同时顺时针或者逆时针旋转时双手同时旋转调平底座（一只手向胸前，一只手向胸外，方向相反，一般就是同时顺时针或者逆时针旋转底座）；方向问题：初学者不大容易判断方向。可手动抬高电子天平底座或另一个支座，使水泡向中央移动，再观察调平底座的位置，看是需要调高还是需要调低。

第二步，两手幅度必须一致。如果不一致，液珠就会偏移中央线。如果偏移了，从第一步重新开始就可以了。熟练之后一般 1~2 min 就可以调平一个电子天平的水准泡。

二、有效数字的处理

（一）有效数字

有效数字是指在指在分析工作中实际能够测量到的数字，其位数包括所有的准确数字和最后一位可疑数字。在记录、处理测量数据和计算分析结果时，实际应该保留几位有效数字，这要根据测量仪器、分析方法的准确程度来确定。因此，有效数字不仅能表示数值的大小，还可以反映测量的精确程度。

例如，用千分之一的分析天平称量某试样的质量为 9.673 g，是四位有效数字。这一数值中，9.67 是准确的，最后一位"3"存在误差，是可疑数字。根据所用分析天平的准确程度，该试样的实际质量应为(6.673±0.001) g。又如，记录滴定管读数，甲、乙、丙三人分别读为 26.52 mL、26.53 mL 和 26.54 mL，显然这三个数据的前三位是准确的，而第四位是估计值，它可能有±0.01 mL 的误差，但它们都是有效数字，为四位有效数字。

（二）有效数字的记录与处理规则

在处理数据过程中，各个测量数据的有效数字位数可能不同。对于这些数据，必须按一定规则进行记录、修约及运算。这样，一方面可以节省时间，另一方面又可避免得出不合理的结论。

1. 记录规则

在记录测量数据时，只允许保留一位可疑数字。

2. 数字的修改

在处理数据时，合理保留有效数字的位数，对有效数字位数较多的测量值，应按要求弃去多余的尾数，该过程称为数字的修约。数字修约的规则如下：

四舍六入五留双：当保留 n 位有效数字，若第 $n+1$ 位数字≤4，就舍掉。当保留 n 位有效数字，若第 $n+1$ 位数字≥6 时，则第 n 位数字进 1。当保留 n 位有效数字，若第 $n+1$ 位数字 = 5 且后面数字为 0 时，则第 n 位数字若为偶数就舍掉后面的数字，若第 n 位数字为奇数则加 1；若第 $n+1$ 位数字 = 5 且后面还有不为 0 的任何数字，无论第 n 位数字是奇数还是偶数都加 1。

如将下组数据保留一位小数：

41.87≈41.9；23.01≈23.0；0.27547≈0.3；10.2500≈10.3；
18.25≈18.2；97.15≈97.2；23.6500≈23.6；30.8531≈30.9。

禁止分次修约：只允许对原测量值一次修约到所需位数，不能分次修约。如将 6.5097 修约为两位有效数字，不能先修约为 6.51，再修约成 6.6，而应一次修约为 6.5。

3. 运算规则

加减法：几个数据相加或相减时，它们的和或差的有效数字的保留位数，应以小数点后位数最少的数据为准。乘除法，几个数相乘或相除时，它们的积或商的有效数字位数的保留，应以有效数字位数最少的数据为准。

基础知识三　药物检测任务记录与报告

一、实验数据的记录

学生实验时应准备专用的预习和记录本，实验记录本应按页码装订，须有连续页码编号，不允许将数据记在小纸片上或随便记在其他地方。实验过程中所得的各种测量数据及观察到的现象，应及时记录下来。记录数据时，要实事求是，不能拼凑数据。若发现数据读错、算错，需要改动时，采用划线方式去掉原书写内容，但须保证仍可辨认，然后在其上方或旁边写上正确的数据，并在改错处签名。

记录内容一般包括供药物的名称、批号、厂家、浓度、数量、规格、外观性状、包装情况、保存条件、检验中观察到的现象、检验数据等。记录实验数据时，保留几位有效数字应和所用仪器的准确程度相适应。

二、实验报告

药物分析实验报告一般包括以下内容。
（1）实验题目。
（2）实验目的。
（3）实验原理。
（4）实验试剂。
（5）操作步骤。
（6）实验数据的处理及结果。定性鉴别和检查实验要写明本次实验的结果如何，如定性鉴别要说明是否可检出被测成分、检查项目是否符合规定，实验中要有实验数据的记录和试验后的计算结果。
（7）问题及讨论。应对实验中观察到的现象及实验结果进行分析和讨论，如果实验失败，要寻找失败原因，总结经验教训，以提高自己的基本操作技能。
（8）参加实验的学生姓名、专业、年级、班级、实验日期。

基础知识四　实验室安全常识

一、进出实验室的基本要求

（1）实验前，应提前做好实验的相关准备。

（2）按照教师要求有序进入实验室，必须按照规定穿戴工作服，进行实验中，严禁佩戴隐形眼镜。

（3）实验室内禁止吸烟、饮食、嬉笑、打闹。

（4）试验后，关闭设备电源，检查水、电、门、窗是否关好。

二、实验室安全制度

在药品分析检测的工作中常接触到有腐蚀性、毒性或者易燃烧易爆炸的化学药品，在实验室中也有各种用电的仪器设备，为了避免事故的发生，实验人员对各种药品和仪器的性能应充分了解，并且熟悉一般的安全常识和制度。

（1）实验室内严禁烟火，易燃烧物质不宜大量存放于实验室中，应贮存在密闭容器内并放于阴凉处。

（2）实验室内电气设备的安装和使用管理，必须符合安全用电要求，大功率实验设备用电必须使用专线，严禁与照明线共用，谨防因超负荷用电着火。定期检查电线、电器设备有无损坏，绝缘是否良好，使用电气器械时，先应搞清楚使用方法，不可盲目地接通电源。对电气知识不熟悉者，切不可冒失地去修理、安装电气设备。

（3）许多有机溶剂如乙醚、丙酮、乙醇、苯等非常容易燃烧，大量使用时室内不能有明火、电火花或静电放电。用后还要及时回收处理，不可倒入下水道，以免聚集引起火灾。身上或手上沾有易燃物质时，应立即清洗干净，不得靠近火源，以免着火。充分熟悉安全用具如灭火器、急救箱的存放位置和使用方法，并注意检查相关用具的保质期限，注意及时更换过期的用具，保证实验室安全。

（4）有些物质（如磷、钾、钠等）在空气中易氧化自燃，应贮存于煤油中，金属钠、钾、镁、铝粉、电石、过氧化钠着火，应用干沙灭火。

（5）强氧化剂和强还原剂必须分开存放，使用时轻拿轻放，远离热源。

（6）强酸、溴、磷、钠、钾、苯酚、冰醋酸等物质皆有很强的腐蚀力，能烫伤皮肤，使人产生剧烈的疼痛，甚至发炎腐烂。应特别注意勿使酸溅入眼中，严重的将使眼睛失明。稀释硫酸时，应缓缓地将浓硫酸倾注水中，切不可把水倾注浓酸中。被酸烫伤时应用大量清水冲洗，然后用 20%碳酸钠溶液擦拭。液氧、液氮等低温也会严重灼伤皮肤，使用时要小心，万一灼伤应及时治疗。

（7）氢氧化钾、氢氧化钠等强碱，均能腐蚀皮肤及衣服，浓氨水的蒸气能严重刺激黏膜及伤害眼睛，使流泪患各种眼疾，因此拿取碱金属及其氢氧化物和氧化物时，必须用镊子夹取或用磁匙取用，且操作人员须戴橡胶手套、口罩和眼镜。被碱类烫伤时，应立即用大量水冲洗，然后用2%硼酸或醋酸溶液冲洗。

（8）苯、汞、乙醚、三氯甲烷、二硫化碳等试剂应贮存在密闭容器中，放于低温处，因为长期吸入其蒸气会引起慢性中毒。硫化氢气体具有恶臭及毒性，应在通风橱中使用。

模块二　药物的鉴别与检查

任务一　氧瓶燃烧鉴别含卤素有机药物

一、实训目的

（1）掌握氧瓶燃烧法的基本原理。
（2）掌握氧瓶燃烧法测定含氯有机药物的操作方法。

二、实验原理和方案

1. 氧瓶燃烧法

将有机药物放入充满氧气的密闭燃烧瓶中完全燃烧后，共价结合的待测元素转化为无机的氧化物或无氧酸，被吸收于吸收液中，采用适宜的分析方法进行鉴别、检查或含量测定。应用于含卤素、硫、氮、硒等有机药物的检查与测定。反应如下：

$$R-Cl \xrightarrow{O_2/Pt} Cl^- + CO_2 + H_2O$$

$$Cl^- + Ag^+ \longrightarrow AgCl\downarrow$$

本法特点是简便、快速、破坏完全，尤其适用于微量样品的分析。

2. 称样用材料及称样的选择

固体样品：无灰滤纸。
液体样品：纸袋。
软膏类样品：将适量样品置不含被测成分的蜡油纸中包裹严密，外层再用无灰滤纸包裹。

3. 吸收液的选择

待测卤素	吸收液
氟	水
氯	NaOH 溶液
溴	H_2O_2-NaOH
	NaOH-硫酸肼饱和溶液
碘	NaOH-硫酸肼饱和溶液

4. 操作方法

（1）燃烧瓶燃烧前的准备
用洗液洗净燃烧瓶后，加入 10 mL NaOH 溶液（0.1 mol/L）和 2 mL H_2O_2 的混合液作为吸收液,将瓶口用水湿润,小心急速地通入氧气 1 min,(通气管应接近液面,使瓶内空气排尽),立即用表面皿覆盖瓶口,移至他处。

(2)样品的准备

取二氯酚(5,5′-二氯-2,2′-二羟基二苯甲烷)20 mg,精密称定,置于无灰滤纸中心折叠后,固定于铂丝下端的网内或螺旋处,使尾部露出。

(3)样品的燃烧、吸收

点燃包有供试品的滤纸尾部,迅速放入燃烧瓶中,按紧瓶塞,加水少量封闭瓶口,待燃烧完毕,充分振摇,使生成的白色烟雾完全吸入吸收液中。待反应完全后,微煮沸 10 min,除去多余的 H_2O_2,冷却,加稀盐酸 5 mL、$AgNO_3$ 溶液(0.02 mol/L)25 mL,观察溶液沉淀现象并做好记录。

三、实验器材

1. 仪器装置和药品

天平、无灰滤纸、移液管、表面皿、酒精灯、燃烧瓶(500 mL 磨口、硬质玻璃锥形瓶,瓶塞应严密、空心,底部熔封直径为 1 mm 的铂丝一根,铂丝下端做成网状或螺旋状,长度约为瓶身长度的 2/3,见图 2-1)。

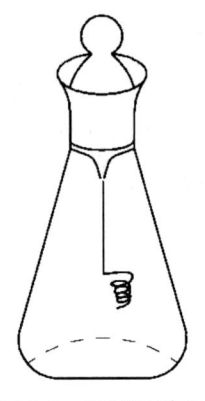

图 2-1 燃烧瓶装置

2. 试 剂

氢氧化钠溶液(0.1 mol/L)、双氧水、二氯酚(5,5′-二氯-2,2′-二羟基二苯甲烷)、稀盐酸、硝酸银溶液(0.02 mol/L)。

四、实训注意事项

(1)操作中在燃烧时要有防爆措施,样品燃烧时温度很高,燃烧瓶内压力很大,有爆炸的可能性,必须采取防护措施,如戴防护眼镜、瓶外包湿毛巾。

(2)燃烧要完全,一般急速通氧 1~2 min,通气管应接近液面,使瓶内空气排尽,燃烧完全时没有黑色碳化物。

(3)燃烧产生的烟雾要完全被吸收。

五、思考题

（1）吸收液的作用是什么？
（2）正确选用燃烧瓶的目的是什么？
（3）铂丝燃烧时起什么作用？

任务二　维生素类药物的化学鉴别

一、实训目的

（1）掌握维生素类药物（维生素 A、维生素 B_1、维生素 C）的化学鉴别原理和鉴别方法。
（2）熟悉维生素类药物（维生素 A、维生素 B_1、维生素 C）鉴别实验操作方法和试剂。

二、实验原理和方案

1. 维生素 A 的鉴别

维生素 A 的结构为具有一个共轭多烯醇侧链的环己烯，其具有许多立体异构体。

维生素 A 的鉴别反应原理：三氯化锑反应（Carr-Price 反应）。维生素 A 在饱和无水三氯化锑的无醇三氯甲烷溶液中即显蓝色并逐渐变成紫红色。其机制为维生素 A 和氯化锑（Ⅲ）中存在的亲电试剂氯化高锑（Ⅴ）作用，形成不稳定的蓝色碳正离子。反应方程式如下：

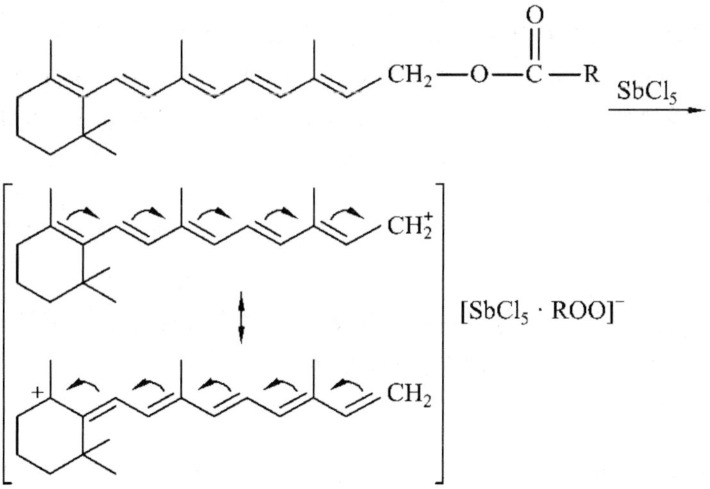

维生素 A 的鉴别：取维生素 A 油溶液 1 滴，加三氯甲烷 10 mL，振摇使溶解；取上述溶液 2 滴，加三氯甲烷 2 mL 与 25%三氯化锑的三氯甲烷溶液 0.5 mL，观察溶液颜色变化，并记录实验现象。

该鉴别试验中，注意反应需在无水、无醇条件下进行，所有仪器和试剂必须干燥无水，三氯甲烷中必须无醇；三氯化锑试剂有强的腐蚀性，实验后试管内溶液需要回收。

2. 维生素 B_1 的鉴别

硫色素反应：维生素 B_1 在碱性溶液中，可被铁氰化钾氧化成硫色素，硫色素溶于正丁醇中，显蓝色荧光。反应方程式如下：

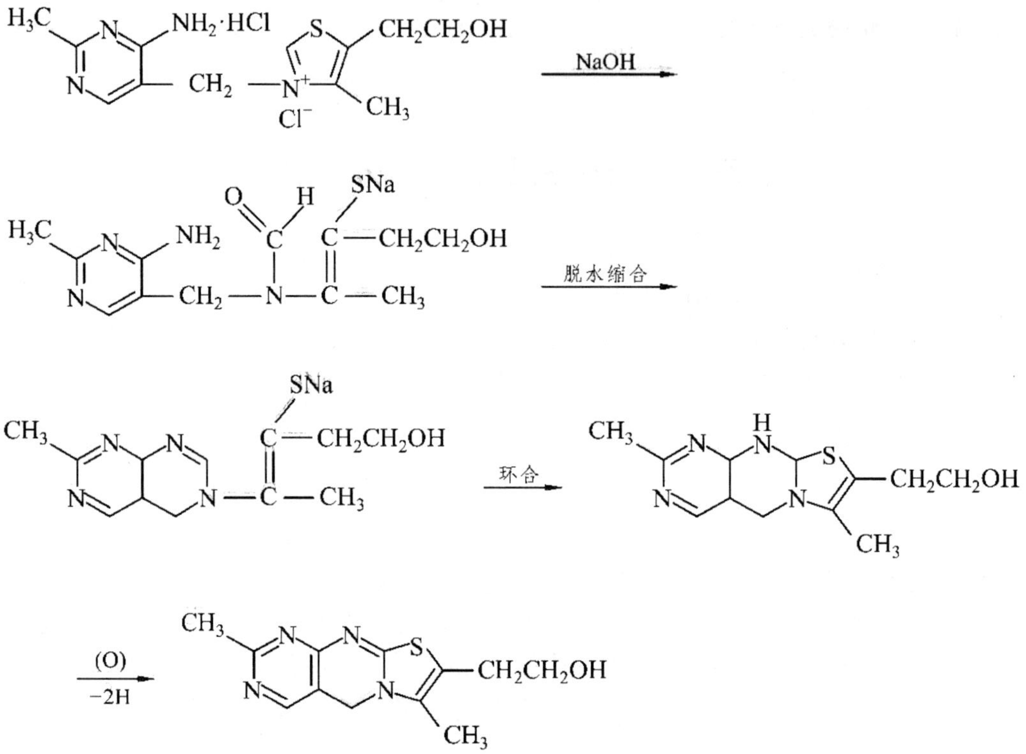

维生素 B_1 的鉴别：取维生素 B_1 约 5 mg，置于 25 mL 具塞锥形瓶中，加氢氧化钠试液 2.5 mL 溶解后，加铁氰化钾试液 0.5 mL 与正丁醇 5 mL，强力振摇 2 min，放置使分层，观察上面的醇层荧光颜色；加稀盐酸至溶液呈酸性，而后再加氢氧化钠试液至溶液呈碱性，观察并记录实验现象。

本反应为维生素 B_1 的专属反应。

3. 维生素 C 的鉴别

（1）硝酸银反应：维生素 C 分子中有二烯醇基，具有强还原性，可被硝酸银氧化为去氢抗坏血酸，同时产生黑色银沉淀。反应方程式如下：

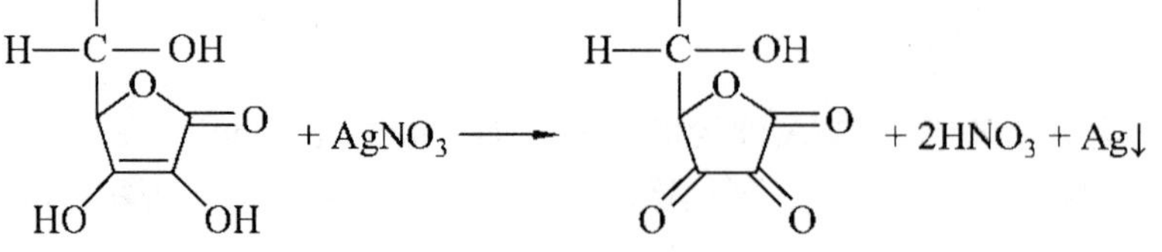

（2）2,6-二氯靛酚钠反应：2,6-二氯靛酚的氧化型在酸性介质中为玫瑰红色，碱性介质中为蓝色，与维生素 C 作用后生成还原型无色的酚亚胺。反应方程式如下：

维生素 C 的鉴别：取维生素 C 约 0.2 g，加水 10 mL 溶解后，分成两等份，在一份中加硝酸银试液 0.5 mL，观察沉淀生成颜色；在另一份中加二氯靛酚钠试液 1~2 滴，观察并记录实验现象。

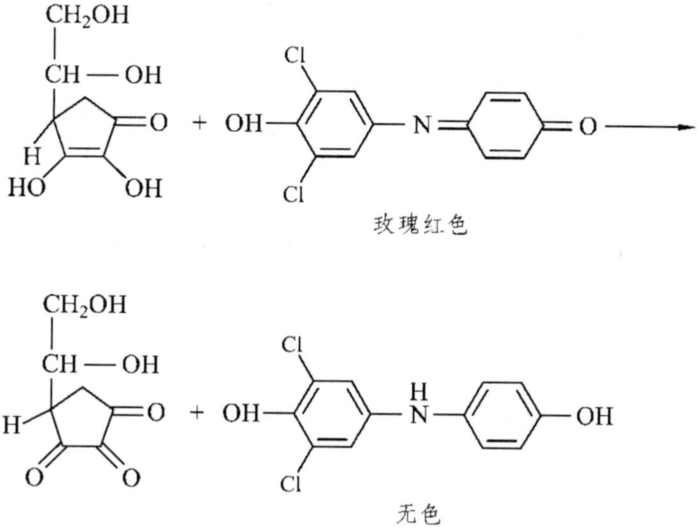

$$\text{维生素C} + \text{二氯靛酚钠(玫瑰红色)} \longrightarrow \text{氧化产物} + \text{还原产物(无色)}$$

三、实验器材和药品

1. 仪器装置

天平、滤纸、移液管、500 mL 烧杯。

2. 试　剂

维生素 A，维生素 B_1，维生素 C，三氯甲烷，25%三氯化锑的三氯甲烷，铁氰化钾试液，硝酸银试液，二氯靛酚钠试液，稀盐酸，氢氧化钠试液，三氯甲烷，正丁醇。

四、实验试液配制

（1）三氯化锑三氯甲烷溶液　取三氯化锑 1.25 g，加无水、无醇三氯甲烷适量使溶解成 5 mL，摇匀，即得。

（2）铁氰化钾试液　需临时配制使用。取铁氰化钾 1 g，加水 10 mL 使溶解，即得。

（3）硝酸银试液　需临时配制使用。取硝酸银 17.5 g，加水适量使溶解成 1000 mL，摇匀，即得。

（4）二氯靛酚钠试液　取二氯靛酚钠 0.1 g，加水 100 mL 溶解后，过滤，即得。

（5）稀盐酸（含盐酸 9.5%~10.5%）　取浓盐酸 234 mL，加水稀释成 1000 mL，即得。

（6）氢氧化钠试液　取氢氧化钠 4.3 g，加水使溶解成 100 mL，即得。

五、实训注意事项

（1）维生素 A 的鉴别试验中，反应必须在无水、无醇条件下进行，因为水可使三氯化锑水解成氯化氧锑，而乙醇可以和碳正离子作用使其正电荷消失。所有仪器和试剂必须干燥无水，三氯甲烷必须无醇。

（2）三氯化锑试剂有强的腐蚀性，试验后不仅试管内溶液要回收，试管也要集中回收。

六、思考题

（1）根据维生素 B_1 和维生素 C 的结构分析，还可以采用什么化学鉴别反应？
（2）对于强还原剂维生素 C 的鉴别，如何根据其化学结构选择专属性好的定性反应？

任务三　紫外分光光度法定性鉴别维生素 B_{12} 注射液

一、实训目的

（1）掌握紫外分光光度计的基本结构及使用方法。
（2）掌握维生素 B_{12} 注射液的定性鉴别方法。

二、实验原理和方案

1. 实验原量

（1）紫外-可见分光光度法原理

紫外-可见分光光度计是实施紫外-可见分光光度法的仪器。紫外-可见分光光度计商品仪器种类繁多，但其基本原理相似。其一般由五个主要部件构成，基本结构包括：光源、单色器、吸收池、检测器、信号显示系统。

紫外-可见分光光度法的定性鉴别：利用紫外光谱对有机化合物进行定性鉴别的主要依据是多数有机化合物具有特征吸收光谱，如吸收光谱的形状、吸收峰的数目、各吸收峰的波长位置和相应的吸光系数等。定性分析的方法常采用比较法，结构完全相同的化合物具有完全相同的吸收光谱和特征数据。主要有以下三种方法：

① 比较吸收光谱；
② 比较吸收光谱的特征数据；
③ 比较吸光度比值。

比较吸光度比值是指有些化合物存在多个吸收峰，可用在不同吸收峰（或峰与谷）处测得吸光度的比值作为鉴别的依据。

（2）维生素 B_{12} 的结构和性质

维生素 B_{12} 是一类含钴的卟啉类化合物，具有很强的生理作用，可用于治疗恶性贫血等疾病。维生素 B_{12} 不是单一的一种化合物，共有七种。通常所说的维生素 B_{12} 是指其中的氰钴素，为深红色吸湿性结晶，制成注射液，其标示含量有每毫升含维生素 B_{12} 50 μg、100 μg 或 500 μg 等规格。

维生素 B_{12} 的水溶液在 (278 ± 1) nm、(361 ± 1) nm 与 (550 ± 1) nm 三波长处有最大吸收。药典规定，在 361 nm 波长处的吸光度与 278 nm 波长处的吸光度的比值应为 1.70～1.88。361 nm 波长处的吸光度与 550 nm 波长处的吸光度比值在 3.15～3.45 内，这是定性鉴别的依据。药典规定，以 (361 nm±1) nm 处吸收峰的百分吸光系数 $E_{1cm}^{1\%}$ 值为测定注射液实际含量的依据。

$$\frac{E_{1\,cm}^{1\%}(361\,nm)}{E_{1\,cm}^{1\%}(278\,nm)} = \frac{A_{361}}{A_{278}} = 1.70 \sim 1.88 \tag{2-1}$$

$$\frac{E_{1\,cm}^{1\%}(361\,nm)}{E_{1\,cm}^{1\%}(550\,nm)} = \frac{A_{361}}{A_{550}} = 3.15 \sim 3.45 \tag{2-2}$$

2. 实验方案

（1）试样溶液制备

精密吸取维生素 B_{12} 注射液样品（100 μg/mL）3.0 mL，置于 10 mL 容量瓶中，加蒸馏水至刻度，摇匀，得试样溶液。

（2）吸收池配对

使用的石英吸收池必须洁净，当吸收池中装入同一溶剂，在规定波长测定各吸收池的透光率，如透光率相差在 0.3% 以下，可配对使用，否则必须加以校正。

（3）测定

将试样稀释液装入 1 cm 石英吸收池中，以蒸馏水为空白，在 278 nm、361 nm、550 nm 波长处分别测定吸光度。

（4）定性鉴别

根据测得的 278 nm、361 nm 与 550 nm 波长处的吸光度数据，计算该两两波长处的吸光度比值，并与药典规定的幅度值比较，进行维生素 B_{12} 的鉴别。

三、实验器材和药品

1. 仪器设备

紫外-可见分光光度计、石英吸收池、容量瓶、吸量管。

2. 试　剂

维生素 B_{12} 注射液。

四、实训注意事项

（1）在使用紫外-可见分光光度计前，应熟悉本仪器的结构、功能和操作注意事项。实验前开机预热 30 min，以保证读数稳定。

（2）吸收池的光学面，必须清洁干净，不准用手触摸，只可用擦镜纸擦拭，并只能顺着一个方向擦。

五、思考题

（1）分光光度法的误差有哪些？

（2）移液管的使用注意事项有哪些？

任务四 盐酸普鲁卡因注射液有关物质的高效液相色谱法检测

一、实训目的

（1）熟悉高效液相色谱仪检测盐酸普鲁卡因注射液有关物质的操作条件及要点。
（2）了解高效液相色谱仪的结构及正确使用。

二、实验原理和方案

1. 高效液相色谱法

（1）高效液相色谱法是 20 世纪 60 年代在经典液相柱色谱法的基础上引入了气相色谱的理论和技术，用高压泵输送流动相，采用高效固定相以及高灵敏度检测器发展而成的分离分析方法。高效液相色谱法具有高压、高效、高速、高灵敏度这几个突出的特点。

（2）高效液相色谱仪一般由高压输液系统、进样系统、色谱分离系统、检测系统、数据处理系统组成。

（3）测定法：一般有外标法和内标法两种。本实验采用外标法。

外标法：按各品种项下的规定，精密称（量）取对照品和供试品，配制成溶液，分别精密取一定量，进样，记录色谱图，测量对照品溶液和供试品溶液中待测物质的峰面积（或峰高），按下式计算含量：

$$含量 (c_x) = \frac{c_R \times A_x}{A_R} \qquad (2\text{-}3)$$

式中　A_x——供试品的峰面积或峰高；

　　　c_x——供试品的浓度；

　　　A_R——对照品的峰面积或峰高；

　　　c_R——对照品的浓度。

由于微量注射器不易精确控制进样量，当采用外标法测定时，以手动进样器定量环或自动进样器进样为宜。

2. 盐酸普鲁卡因注射液有关物质的检查

盐酸普鲁卡因注射液为澄明液体，是盐酸普鲁卡加氯化钠适量所得的等渗灭菌水溶液。含盐酸普鲁卡因（$C_{13}H_{20}N_2O_2 \cdot HCl$）应为标示量的 95.0%~105.0%。

（1）供试品溶液的制备　精密量取本品适量，用水定量稀释制成每 1 mL 中约含盐酸普鲁卡因 0.2 mg 的溶液，作为供试品溶液。

（2）对照溶液的制备　精密量取供试品溶液 1 mL，置 100 mL 容量瓶中，用水稀释至刻度，摇匀，作为对照溶液。

（3）对照品溶液的制备　取对氨基苯甲酸对照品适量，精密称定，加水溶解并定量稀释制成每 1 mL 中约含 2.4 μg 的溶液，作为对照品溶液。

（4）测定法

取供试品溶液 1 mL 与对照品溶液 9 mL 混合均匀，作为系统适用性试验溶液。照盐酸普鲁卡因对氨基苯甲酸项下的方法，用十八烷基硅烷键合硅胶为填充剂；以甲醇-含 0.1%庚烷磺酸钠的 0.05 mol/L 磷酸二氢钾溶液（用磷酸调 pH 至 3.0）（32∶68）为流动相；检测波长为 279 nm。

取系统适用性试验溶液 10 μL，注入液相色谱仪，理论板数按对氨基苯甲酸峰计应不低于 2000，盐酸普鲁卡因和对氨基苯甲酸之间的分离度应大于 2.0。

精密量取对照品溶液、对照溶液与供试品溶液各 10 μL，分别注入液相色谱仪，记录色谱图至主成分峰保留时间的 4 倍。供试品溶液色谱图中如有与对氨基苯甲酸峰保留时间一致的色谱峰，按外标法以峰面积计算，不得超过盐酸普鲁卡因标示量的 1.2%。其他杂质峰面积的和不得大于对照溶液的主峰面积（1.0%）。

三、实验器材和药品

1. 仪器设备

高效液相色谱仪。

2. 试　剂

盐酸普鲁卡因注射液、对氨基苯甲酸对照品、重蒸水、甲醇（色谱纯）、磷酸二氢钾（分析纯）、庚烷磺酸钠（色谱纯）、磷酸（优级纯）。

四、实训注意事项

（1）微量注射器使用前应先用待测溶液洗涤至少 3 次，实验结束后应用无水乙醇清洗干净，备用。
（2）流动相过滤后要用超声波脱气，脱气后应该恢复到室温后使用。
（3）供试品溶液与对照品溶液在进样前应用微孔滤膜过滤。
（4）在实验过程中应严格防止气泡进入色谱系统。
（5）色谱分析完成后，必须马上使用适当的溶剂如甲醇等清洗柱子，避免过夜，以保证色谱柱的使用寿命。

五、思考题

（1）外标法的原理、方法及特点是什么？
（2）对高效液相色谱流动相有何要求？

任务五　头孢克肟中残留溶剂的气相色谱法检查

一、实训目的

（1）掌握气相色谱法进行残留溶剂检查的原理和操作方法。
（2）熟悉残留溶剂的测定原理和方法。

二、实验原理

1. 药　典

药典是一个国家记载药品标准、规格的法典，一般由国家药典委员会组织编纂、出版，并由政府颁布、执行，具有法律约束力。

《中华人民共和国药典》（简称《中国药典》）（2015年版）为第10版药典。2015年2月4日，第十届药典委员会执行委员会全体会议审议通过了该版药典，2015年6月5日由国家食品药品监督管理总局批准颁布，自2015年12月1日起实施。

第一部《中国药典》（1953年版）由卫生部编印发行，以后陆续发行1963、1977、1985、1990、1995、2000、2005、2010、2015年版共10个版次。《中国药典》（2015年版）由一部、二部、三部和四部构成，收载品种总计5608种，其中新增1082种。一部收载药材和饮片、植物油脂和提取物、成方制剂和单味制剂等；二部收载化学药品、抗生素、生化药品以及放射性药品等；三部收载生物制品；四部为通则和药用辅料。该版药典的特点主要表现在收载品种显著增加，药典标准体系更加完善，现代分析技术的扩大应用，药品安全性保障进一步提高等。

2015年版药典在保持药典科学性、先进性和规范性的基础上，重点加强药品安全性和有效性的控制要求，充分借鉴国际先进的质量控制技术和经验，整体提升了该版药典的水平。

本次实验中的头孢克肟气相色谱法检查的标准即是参考2015年版药典而来。

2. 头孢克肟［《中国药典》（2015年版）第二部］

头孢克肟为(6R,7R)-7-({(Z)-2-(2-氨基-4-噻唑基)-2-[(羧甲氧基)亚氨基]乙酰基}氨基)-3-乙烯基-8-氧代-5-硫杂-1-氮杂双环[4.2.0]辛-2-烯-2-羧酸三水合物。按无水物计算，含头孢克肟（按$C_{16}H_{15}N_5O_7S_2$计）不得少于95.0%。

$$C_{16}H_{15}N_5O_7S_2 \cdot 3H_2O \quad 507.50$$

【性　状】

本品为白色至淡黄色结晶性粉末，无臭或略有特殊臭味。
本品在甲醇中溶解，在乙醇中微溶，在水或乙醚中不溶。

3. 残留溶剂测定法［《中国药典》（2015年版）第四部通则0861］

药品中的残留溶剂是指在原料药或辅料的生产中以及在制剂制备过程中使用的，但在工艺过程中未能完全去除的有机溶剂。药品中常见的残留溶剂及限度见表2-1。除另有规定外，第一、第二、第三类溶剂的残留限度应符合表2-1中的规定；对其他溶剂，应根据生产工艺的特点，制订相应的限度，使其符合产品规范、药品生产质量管理规范（GMP）或其他基本的质量要求。

按照气相色谱法测定［《中国药典》（2015年版）第四部通则0521］。

表2-1　药品中常见的残留溶剂及限度

溶剂名称	限度/%	溶剂名称	限度/%
第一类溶液（应该限免使用）		第三类溶液（药品GMP或其他质量要求限制使用）	
苯	0.0002	醋酸	0.5
四氯化碳	0.0004	丙酮	0.5
1,2-二氯乙烷	0.0005	甲氧基苯	0.5
1,1-二氯乙烷	0.0008	正丁醇	0.5
1,1,1-三氯乙烷	0.15	仲丁醇	0.5
第二类溶液（应该限制使用）		乙酸丁酯	0.5
乙腈	0.041	叔丁基甲基醚	0.5
氯苯	0.036	异丙基苯	0.5
三氯甲烷	0.006	二甲基亚砜	0.5
环乙烷	0.388	乙醇	0.5
1,2-二氯乙烯	0.187	乙酸乙酯	0.5
二氯甲烷	0.06	乙醚	0.5
1,2-二甲氧基乙烷	0.01	甲酸乙酯	0.5
N,N-二甲基乙酰胺	0.109	甲酸	0.5
N,N-二甲基甲酰胺	0.088	正庚烷	0.5
二氧六环	0.038	乙酸异丁酯	0.5
2-乙氧基乙醇	0.016	乙酸异丙酯	0.5
乙二醇	0.062	乙酸甲酯	0.5
甲酰胺	0.022	3-甲基-1-丁醇	0.5
正乙烷	0.029	丁酮	0.5
甲醇	0.3	甲基异丁基酮	0.5
2-甲氧基乙醇	0.005	异丁醇	0.5
甲基丁基酮	0.005	正戊烷	0.5
甲基环乙烷	0.118	正戊醇	0.5
N-甲基吡咯烷酮	0.053	正丙醇	0.5
硝基甲烷	0.005	异丙醇	0.5
吡啶	0.02	乙酸丙酯	0.5
四氢?吩	0.16	第四类溶剂（尚无足够毒理学资料）[②]	
四氢化萘	0.01	1,1-二乙氧基丙烷	
四氢呋喃	0.072	1,1-二甲氧基甲烷	
甲苯	0.089	2,2-二甲氧基丙烷	
1,1,2-三氯乙烯	0.008	异辛烷	

续表

溶剂名称	限度/%	溶剂名称	限度/%
二甲苯①	0.217	异丙醚	
		甲基异丙基酮	
		甲基四氢呋喃	
		石油醚	
		三氯醋酸	
		三氟醋酸	

注：① 通常含有60%间二甲苯、14%对二甲苯、9%邻二甲苯和17%乙苯。
② 药品生产企业在使用时应提供该类溶液在制药中残留水平的合理性论证报告。

三、实验器材和药品

1. 仪器设备

气相色谱仪。

2. 试　剂

氰丙基苯基，二甲基聚硅氧烷，乙醇，乙醚，正丙醇，N,N-二甲基甲酰胺，头孢克肟。

四、实验步骤

1. 色谱条件与系统适用性试验

以 6%氰丙基苯基-94%二甲基聚硅氧烷为固定液（或极性相近）的毛细管柱为色谱柱，起始温度为 40 ℃，维持 22 min，再以 100 ℃/min 的速率升温至 120 ℃，维持 10 min。进样口温度为 200 ℃，检测器温度为 250 ℃，顶空瓶平衡温度为 70 ℃，平衡时间为 30 min。取系统适用性溶液顶空进样，按乙醇、乙醚和正丙醇（内标）的顺序出峰，各峰间的分离度均应符合要求。

2. 内标溶液的制备

取正丙醇适量，用 N,N-二甲基甲酰胺稀释成每 1 mL 中约含 200 μg 的溶液，作为内标溶液。

3. 系统适用性溶液的制备

分别取乙醇和乙醚各适量，用内标溶液定量稀释制成每 1 mL 中约含乙醇和乙醚各 1 mg 的溶液，精密量取 1.0 mL，置顶空瓶中，密封，作为系统适用性溶液。

4. 供试品溶液的制备

取头孢克肟约 0.2 g，精密称定，置顶空瓶中，精密加入内标溶液 1.0 mL 使溶解，密封，作为供试品溶液。

5. 对照品溶液的制备

根据试验确定的具体检测对象，制备对照品溶液。分别精密称取溶剂对照品适量，用内标溶液定量稀释制成规定浓度的溶液,作为混合对照品溶液,混合对照品溶液中各溶剂的浓度分别为每 1 mL 中含甲醇 600 μg、乙醇 1 mg、乙醚 1 mg、丙酮 1 mg、异丙醇 1 mg、二氯甲烷 120 μg、异丙醚 1 mg、四氢呋喃 150 μg、乙酸乙酯 1 mg、乙酸异丙酯 1 mg、吡啶 40 μg、苯甲醚 1 mg。精密量取混合对照品溶液 1.0 mL,置顶空瓶中,密封,作为对照品溶液。

6. 测　定

首先顶空进样甲烷气体,记录甲烷的保留时间作为色谱系统的死时间(t_0),再顶空进样供试品溶液,记录色谱图。色谱图中如有色谱峰,按下式计算供试品溶液色谱图中各色谱峰的保留时间(t_R)相对于正丙醇保留时间[$t_{R(正丙醇)}$]的相对调整保留时间(RART):

$$\text{RART} = \frac{t_R - t_0}{t_{R(正丙醇)} - t_0} \qquad (2-4)$$

将得到的 RART 值与表 2-2 的 RART 值比较,确定供试品中的残留溶剂种类。再制备相应的对照品溶液,顶空进样对照品溶液,记录色谱图,按内标法以峰面积比值计算供试品中各残留溶剂的含量。异丙醚和苯甲醚的残留量均不得超过 0.5%,甲醇、乙醇、乙醚、丙酮、异丙醇、二氯甲烷、乙酸乙酯、四氢呋喃、乙酸异丙酯与吡啶的残留量均应符合规定。

表 2-2　几种常见溶剂的 RART 值

溶液	RART 值	溶液	RART 值
甲醇	0.182	正丙醇	1.000
乙醇	0.363	乙酸乙酯	1.343
乙醚	0.393	四氢呋喃	1.454
丙酮	0.482	乙酸异丙酯	2.014
异丙醇	0.529	吡啶	3.023
二氯甲烷	0.649	苯甲醚	5.093
异丙醚	0.968		

五、实训注意事项

(1)取对照品溶液、供试品溶液时,分别连续进样 2~3 次,测定待测峰的峰面积。
(2)定量吸取待测样品溶液时,微量注射器中不应有气泡。
(3)配制溶液时及时密塞,减少残留溶剂的挥发。
(4)微量注射器使用前应先用待测溶液润洗至少 3 次,实验结束后应用乙醇清洗干净,备用。

六、思考题

(1)毛细管柱顶空进样系统程序升温气相色谱法检查头孢克肟中残留溶剂时为什么采用内标法测定?与外标法相比,内标法有何优点?
(2)气相色谱法测定时,内标物选择的基本原则是什么?

（3）参考《中国药典》（2015 年版），简述气相色谱法检查头孢克肟中残留溶剂检查的方法。

任务六　青霉素钠中青霉素聚合物的分子排阻色谱法检查

一、实训目的

（1）掌握分子排阻色谱法的原理和操作方法。
（2）熟悉青霉素钠聚合物的测定原理和方法。

二、实验原理

1. 药典标准

本次实验中的青霉素钠中青霉素聚合物的分子排阻色谱法检查的标准是参考 2015 年版药典而来。

2. 青霉素钠

青霉素钠为(2S,5R,6R)-3，3-二甲基-6-(2-苯乙酰胺基)-7-氧代-4-硫杂-1-氮杂双环[3.2.0]庚烷-2-甲酸钠盐。按干燥品计算，含 $C_{16}H_{17}N_2NaO_4S$ 不得少于 96.0%。

$C_{16}H_{17}N_2NaO_4S$　356.38

【性　状】

本品为白色结晶性粉末；无臭或微有特异性臭味；有引湿性；遇酸、碱或氧化剂等即迅速失效，水溶液在室温放置易失效。

本品在水中极易溶解，在乙醇中溶解，在脂肪油或液状石蜡中不溶。

3. 分子排阻色谱法［《中国药典》（2015 年版）第四部通则 0514］

分子排阻色谱法是根据待测组分的分子大小进行分离的一种液相色谱技术。分子排阻色谱法的分离原理为凝胶色谱柱的分子筛机制。色谱柱多以亲水硅胶、凝胶或经过修饰的凝胶如葡聚糖凝胶（Sephadex）和琼脂糖凝胶（Sepharose）等为填充剂。这些填充剂表面分布着不同孔径尺寸的孔，药物分子进入色谱柱后，它们中的不同组分按其分子大小进入相应的孔内。大于所有孔径的分子不能进入填充剂颗粒内部，在色谱过程中不被保留，最早被流动相洗脱至柱外，表现为保留时间较短；小于所有孔径的分子能自由进入填充剂表面的所有孔径，在色谱柱中滞留时间较长，表现为保留时间较长；其余分子则按分子大小依次被洗脱。

三、实验器材和药品

1. 仪器设备

高效液相色谱仪。

2. 试 剂

青霉素对照品、青霉素钠、蓝色葡聚糖 2000、葡聚糖凝胶 G-10（40~120 μm）、磷酸二氢钠、磷酸氢二钠等。

四、实验步骤

1. 色谱条件与系统适用性试验

用葡聚糖凝胶 G-10（40~120 μm）为填充剂，玻璃柱内径为 1.0~1.4 cm，柱长为 30~40 cm。流动相 A 为 pH 7.0 的 0.1 mol/L 磷酸盐缓冲液[0.1 mol/L 磷酸氢二钠溶液-0.1 mol/L 磷酸二氢钠溶液（61∶39）]，流动相 B 为水，流速为 1.5 mL/min，检测波长为 254 nm。量取 0.1 mg/mL 蓝色葡聚糖 2000 溶液 100~200 μL，注入液相色谱仪，分别以流动相 A、B 进行测定，记录色谱图。理论板数按蓝色葡聚糖 2000 峰计算均不低于 400，拖尾因子均应小于 2.0。在两种流动相系统中蓝色葡聚糖 2000 峰的保留时间的比值应在 0.93~1.07，对照溶液主峰与供试品溶液中聚合物峰与相应色谱系统中蓝色葡聚糖 2000 峰的保留时间的比值均应在 0.93~1.07。取本品约 0.4 g，置 10 mL 容量瓶中，加 0.05 mg/mL 的蓝色葡聚糖 2000 溶液溶解并稀释至刻度，摇匀。量取 100~200 μL 注入液相色谱仪，用流动相 A 进行测定，记录色谱图。高聚体的峰高与单体与高聚体之间的谷高比应大于 2.0。另以流动相 B 为流动相，精密量取对照溶液 100~200 μL，连续进样 5 次，峰面积的相对标准偏差应不大于 5.0%。

2. 对照溶液的制备

取青霉素对照品适量，精密称定，加水溶解并定量稀释制成每 1 mL 中约含 0.1 mg 的溶液。

3. 测 定

取本品约 0.4 g，精密称定，置 10 mL 容量瓶中，加水适量使溶解后，用水稀释至刻度，摇匀，立即精密量取 100~200 μL，注入液相色谱仪，以流动相 A 为流动相进行测定，记录色谱图。另精密量取对照溶液 100~200 μL 注入液相色谱仪，以流动相 B 为流动相进行测定，记录色谱图。按外标法以青霉素峰面积计算，青霉素聚合物的量不得超过 0.08%。

五、注意事项

（1）样品溶解至进样放置时间不宜过长。

（2）葡聚糖凝胶 G-10 色谱柱的活化。色谱柱对样品有一定吸附作用，如有需要可对填料进行活化。在使用含 0.2 mol/L 氯化钠冲洗液凝胶柱各半个小时后，用水冲洗至中性，可改善保留时间不一致、峰形差等状况。

（3）对照溶液主峰的拖尾。在以纯水为流动相的色谱过程中，一些 β-内酰胺类抗生素和葡聚糖凝胶间也存在一定的相互作用，因而导致缔合峰严重拖尾。若在流动相中加入适当的抑制剂，可改善缔合峰的拖尾。在流动相中加入 0.5% 的葡萄糖溶液或 0.01 mol/L 的甘氨酸溶液替代纯水作为流动相，可以明显改善缔合峰的拖尾现象。

（4）精密称取是指称取重量应准确至所称取重量的 0.1%。精密量取是指量取体积的准确度应符合国家标准中对该体积移液管的精度要求。

六、思考题

（1）使用蓝色葡聚糖 2000 的作用是什么？
（2）试分析 β-内酰胺类抗生素聚合物形成的因素。

任务七　手性高效液相色谱法检查苯磺顺阿曲库铵中光学异构体

一、实训目的

（1）掌握手性高效液相色谱法进行光学异构体检查的基本原理。
（2）熟悉手性试剂流动相添加法的原理及应用。

二、实验原理

1. 药典标准

本次实验中的手性高效液相色谱法检查苯磺顺阿曲库铵中光学异构体的标准是参考 2015 年版药典而来。

2. 苯磺顺阿曲库铵

苯磺顺阿曲库铵为(1R,1′R,2S,2′S)-2, 2′-(3, 11-二氧代-4, 10-二氧十三烷亚甲基)二(1, 2, 3, 4-四氢-6, 7-二甲氧-2-甲基-1-藜芦基异喹啉鎓)二苯磺酸盐。按干燥品计算，含 $C_{53}H_{72}N_2O_{12} \cdot 2C_6H_5O_3S$ 应为 95.0%~102.0%。

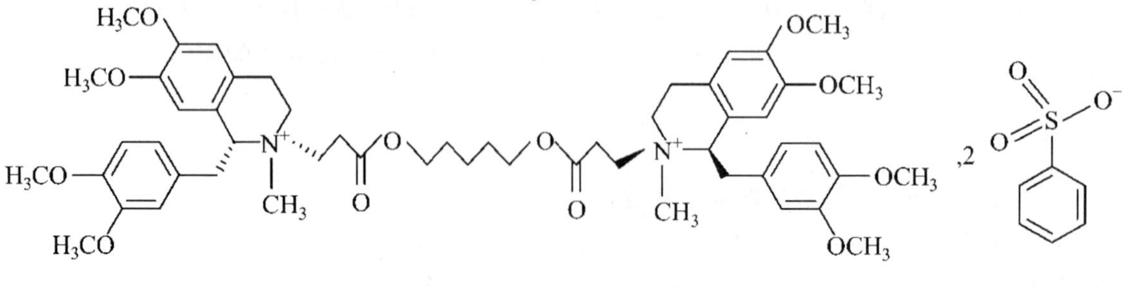

$C_{53}H_{72}N_2O_{12} \cdot 2C_6H_5O_3S$　1243.49

杂质Ⅰ[(SS)-异构体]：

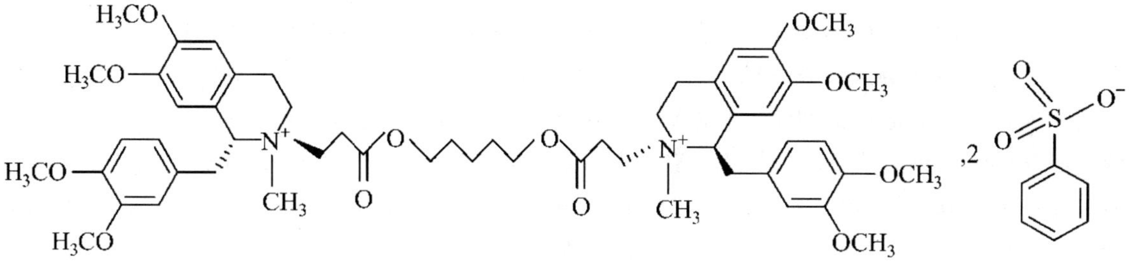

杂质Ⅱ[(RS)-异构体]：

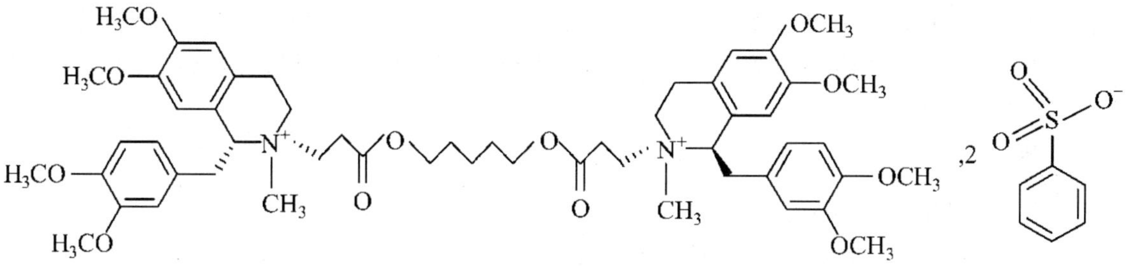

【性　状】

本品为白色或类白色粉末；无臭；有引湿性。

本品在三氯甲烷或乙醇中易溶，在丙酮中溶解，在水中略溶。

3. 手性高效液相色谱法

对于立体异构体杂质的检测广泛采用手性色谱法和高效毛细管电泳法等。手性高效液相色谱法，包括手性固定相法、手性流动相添加剂法（直接法）和手性试剂衍生法（间接法）。其中手性固定相法由于其一般不需衍生化、定量分析准确性高、操作简便等特点，在手性药物的杂质检测中应用较多，缺点是每种固定相的适用对象有限制，需根据药物的结构特征选择合适的手性柱。对于立体异构体杂质检查方法的验证，立体专属性（选择性）和手性转化是实验考察的重点。通常立体异构体杂质的出峰顺序在前，而母体药物在后，有利于两者的分离和提高检测灵敏度。另外，由于手性色谱法不能直接反映手性药物的光学活性，需要与旋光度或比旋度测定相互补充，以有效控制手性药物的质量。

三、实验器材和药品

1. 仪器设备

高效液相色谱仪。

2. 试　剂

苯磺顺阿曲库铵原料药、苯磺顺阿曲库铵对照品、六氟磷酸钾、磷酸、乙腈等。

四、实验步骤

取本品，加流动相溶解并稀释制成每 1 mL 中约含 0.3 mg 的溶液，作为供试品溶液。精密量取 1 mL，置 100 mL 容量瓶中，用流动相稀释至刻度，摇匀，作为对照溶液。另取苯磺酸阿曲库铵对照品适量，加流动相溶解并稀释制成每 1 mL 中含 0.1 mg 的溶液，作为对照溶液，照高效液相色谱法试验。用手性色谱柱（ChiralcelOD-RH 柱适用），以 0.05 mol/L 六氟磷酸钾缓冲液（取 2.3 g 六氟磷酸钾，加水 250 mL 溶解，用磷酸调节 pH 值至 3.0）-乙腈（50：50）为流动相；检测波长为 280 nm。取对照品溶液 20 μL 注入液相色谱仪，出峰顺序依次为杂质Ⅰ、杂质Ⅱ与顺阿曲库铵，各相邻色谱峰之间的分离度均应符合要求。取对照溶液 20 μL，注入液相色谱仪，调节检测灵敏度，主成分峰高的信噪比应大于 10；精密量取对照溶液与供试品溶液各 20 μL，分别注入液相色谱仪，记录色谱图。供试品溶液色谱图中如有杂质Ⅰ峰，其峰面积不得大于对照溶液主峰面积的 1.5 倍（1.5%），如有杂质Ⅱ峰，其峰面积不得大于对照溶液的主峰面积（1.0%）。

五、注意事项

（1）使用高效液相色谱仪前，应熟悉仪器的结构、功能和操作注意事项。

（2）所有的流动相使用前必须先脱气。

（3）开机时先打开工作站，排气泡后再连接泵，最后连接检测器，关机顺序与开机顺序相反。

六、思考题

（1）手性高效液相色谱法可分为哪两类？

（2）简述手性流动相添加剂检查药物光学异构体的优缺点。

模块三 化学药物及其制剂分析

任务八 贝诺酯原料药及片剂的质量分析

一、实训目的

（1）通过本次实验，回顾化学药物质检的实验内容。
（2）了解《中国药典》的主要内容。
（3）熟悉并掌握贝诺酯及其制剂的检测方法。

二、实验原理和方案

（一）实验原理

药典是一个国家记载药品标准、规格的法典，由政府颁布、执行，具有法律约束力。本实验中贝诺酯及片剂的质量标准依据《中国药典》2015 年版第二部收载的化学药或制剂的质量标准与第四部收载的通则。

（二）实验方案

1. 贝诺酯

本品为 4-乙酰氨基苯基乙酰水杨酸酯。按干燥品计算，含 $C_{17}H_{15}NO_5$ 应为 99.0%~102.0%。

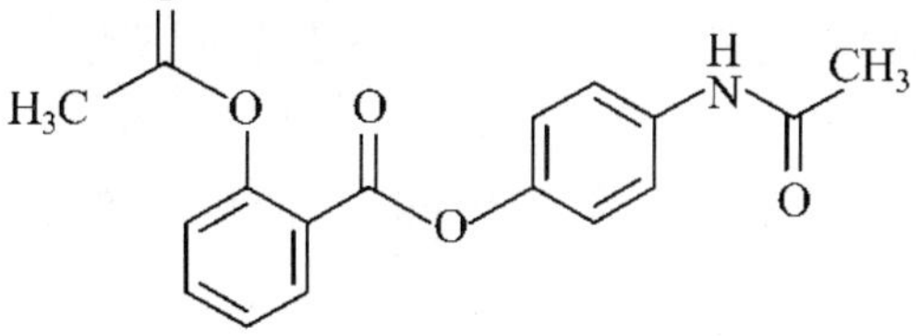

$C_{17}H_{15}NO_5$ 313.31

【性　状】

本品为白色结晶或结晶性粉末；无臭。
本品在沸乙醇中易溶，在沸甲醇中溶解，在甲醇或乙醇中微溶，在水中不溶。
（1）熔点　本品的熔点（通则 0612）为 177~181 ℃。
传温液加热法测熔点：
取供试品适量，研成细粉，在 105 ℃ 干燥至恒重。取供试品适量，置于熔点测定用毛细管中，轻击管壁或借助长短适宜的洁净玻璃管，垂直放在表面皿或其他适宜的硬质物体上，将毛细管自上口放入使自由落下，反复数次，使粉末紧密集结在毛细管的熔封端。装入供试品的高度为 3 mm。另将温度计放入盛装传温液用硅油或液状石蜡）的容器中，使温度计汞球部的底端与容器的底部距离 2.5 cm 以上（用内加热的容器，温度计汞球与加热器上表面距离 2.5 cm 以上）；加入传温液，使传温液受热后的液面适在温度计的分浸线处。将传温液加热，待温度上升至较规定的熔点低限约低 10 ℃ 时，将装有供试品的毛细管浸入传温液，贴附在温度计上（可用橡皮圈或毛细管夹固定），位置须使毛细管的内容物部分恰在温度计汞球中部；继续加热，调节升温速率为上升 1.0~1.5 ℃/min，加热时须不断搅拌使传温液温度保持均匀，记录供试品在初熔至全熔时的温度。重复测定 3 次，取其平均值，即得。

（2）吸收系数　取本品，精密称定，加无水乙醇溶解并定量稀释制成每 1 mL 中约含 7.5 μg 的溶液，照紫外-可见分光光度法（通则 0401）测定，在 240 nm 波长处测定吸光度，吸收系数（$E_{1\,cm}^{1\%}$）为 730~760。

【鉴　别】

（1）取本品约 0.2 g，加氢氧化钠试液 5 mL，煮沸，放冷，过滤，滤液加盐酸适量至显微酸性，加三氯化铁试液 2 滴，即显紫堇色。

（2）本品的红外光吸收图谱应与对照的图谱（光谱集 42 图）一致。

（3）取本品约 0.1 g，加稀盐酸 5 mL，煮沸，放冷，过滤，滤液显芳香第一胺类的鉴别反应（通则 0301）。

【检　查】

（1）氯化物　取本品 2.0 g，加水 100 mL，加热煮沸后，放冷，加水至 100 mL，摇匀，过滤，取滤液 25 mL，（溶液如显碱性，加硝酸使成中性），再地加稀硝酸 10 mL；溶液如不澄清，应过滤；置 50 mL 纳氏比色管中，加水至约 40 mL，摇匀，即得供试品溶液。另取标准氯化钠溶液 5 mL，置 50 mL 纳氏比色管中，加稀硝酸 10 mL，加水至 40 mL，摇匀，即得对照溶液。于供试品溶液与对照溶液中，分别加入硝酸银试液 1.0 mL，用水稀释成 50 mL，摇匀，在暗处放置 5 min，同置黑色背景上，从比色管上方向下观察、比较，不得更浓（0.01%）（通则 0801）。

（2）硫酸盐　取氯化物项下剩余的滤液 25 mL，置 50 mL 纳氏比色管中，加稀盐酸 2 mL，摇匀，即得供试品溶液。

另取标准硫酸钾溶液 1 mL，置 50 mL 纳氏比色管中，加水至约 40 mL，加稀盐酸 2 mL，摇匀，即得对照溶液。于供试品溶液与对照溶液中，分别加入 25%氯化钡溶液 5 mL，用水稀释至 50 mL，充分摇匀，放置 10 min，同置黑色背景上，从比色管上方向下观察、比较，不得更浓（0.02%）（通则 0802）。

其中，稀盐酸：取浓盐酸 234 mL，加水稀释至 1 000 mL，即得。本液含 HCl 应为 9.5%~10.5%。

标准硫酸钾溶液的制备：称取硫酸钾 0.0181 g，置 1000 mL 容量瓶中，加水适量使溶解并稀释至刻度，摇匀，即得

（3）对氨基酚　取本品 1.0 g，加甲醇溶液（1→2）20 mL，搅匀，加碱性亚硝基铁氰化钠试液 1 mL，摇匀，放置 30 min，不得显蓝绿色。

（4）游离水杨酸　取本品 0.1 g，加乙醇 5 mL，加热溶解后，加水适量，摇匀，滤入 50 mL 比色管中，加水至 50 mL，立即加新制的稀硫酸铁铵溶液（取 1 mol/L 盐酸 1 mL，加硫酸铁铵指示液 2 mL，再加水适量至 100 mL）1 mL，摇匀，30 s 内如显色，与对照液（精密称取水杨酸 0.1 g，置 1000 mL 容量瓶中，加水溶解后，加冰醋酸 1 mL，摇匀，再加水适量至刻度，摇匀，精密量取 1 mL，加乙醇 5 mL 与水 44 mL，再加上述新制的稀硫酸铁铵溶液 1 mL，摇匀）比较，不得更深（0.1%）。

（5）有关物质　临用新制。取本品，加甲醇溶解并稀释制成每 1 mL 中含 0.4 mg 的溶液，摇匀，作为供试品溶液；精密量取 1 mL，置 100 mL 容量瓶中，用甲醇稀释至刻度，摇匀，作为对照溶液；另取对乙酰氨基酚对照品适量，加甲醇溶解并稀释制成每 1 mL 中约含 10 μg 的溶液，作为对照品溶液。照含量测定项下的色谱条件试验，精密量取供试品溶液、对照品溶液与对照溶液各 10 μL，分别注入液相色谱仪，记录色谱图至主成分峰保留时间的 2.5 倍。供试品溶液色谱图中如有与对照品溶液主成分峰保留时间一致的色谱峰，其峰面积不得大于对照溶液主峰面积的 0.1 倍（0.1%），其他单个杂质峰面积不得大于对照溶液主峰面积的 0.5 倍（0.5%），各杂质峰面积的和不得大于对照溶液主峰面积（1.0%）。

（6）干燥失重　取本品，在 105 °C 干燥至恒重，减失重量不得超过 0.5%（通则 0831）。

（7）炽灼残渣　取本品 1.0 g，依法检查（通则 0841），遗留残渣不得超过 0.1%。

步骤：取本品 1.0 g，置已炽灼至恒重的坩埚，精密称定，缓缓炽灼至完全炭化，放冷；除另有规定外，加硫酸 0.5~1 mL 使湿润，低温加热至硫酸蒸气除尽后，在 500~600 °C 炽灼使完全灰化，移至干燥器内，放冷，精密称定后，再在 500~600 °C 炽灼至恒重，即得。

（8）重金属　取炽灼残渣项下遗留的残渣，依法检查（通则 0821 第二法），含重金属不得超过百万分之十。

步骤：取炽灼残渣项下遗留的残渣；加硝酸 0.5 mL，蒸干，至氧化氮蒸气除尽后（或取供试品一定量，缓缓炽灼至完全炭化，放冷，加硫酸 0.5~1 mL，使恰湿润，用低温加热至硫酸除尽后，加硝酸 0.5 mL，蒸干，至氧化氮蒸气除尽后，放冷，在 500~600 °C 炽灼使完全灰化），放冷，加盐酸 2 mL，置水浴上蒸干后加水 15 mL，滴加氨试液至对酚酞指示液显微粉红色，再加醋酸盐缓冲液（pH 3.5）2 mL，微热溶解后，移至纳氏比色管中，加水稀释成 25 mL 作为乙管；另取配制供试品溶液的试剂，置瓷皿中蒸干后，加醋酸盐缓冲液（pH 3.5）2 mL 与水 15 mL，微热溶解后，移至纳氏比色管中，加标准铅溶液一定量，再用水稀释成 25 mL，作为甲管。再在甲、乙两管中分别加硫代乙酰胺试液各 2 mL，摇匀，放置 2 min，同置白纸上，自上向下透视，乙管中显出的颜色与甲管比较，不得更深。

【含量测定】

照高效液相色谱法（通则 0512）测定。

（1）色谱条件与系统适用性试验　用十八烷基硅烷键合硅胶为填充剂；以水（用磷酸调节 pH 值至 3.5）-甲醇（44：56）为流动相；检测波长为 240 nm。理论板数按贝诺酯峰计算不低于 3000，贝诺酯峰与相邻杂质峰之间的分离度应符合要求。

（2）测定法　取本品，精密称定，加甲醇溶解并定量稀释制成每 1 mL 中约 0.4 mg 的溶液，摇匀，精密量取 10 mL 注入液相色谱仪，记录色谱图；另取贝诺酯对照品，同法测定。按外标法以峰面积计算，即得。

2. 贝诺酯片

本品含贝诺酯（$C_{17}H_{15}NO_5$）应为标示量的 95.0%~105.0%。

【性　状】

本品为白色片。

【鉴　别】

（1）取本品的细粉适量，照贝诺酯项下的鉴别（1）（3）项试验，应显相同的反应。

（2）在含量测定项下记录的色谱图中，供试品溶液主峰的保留时间应与对照品溶液主峰的保留时间一致。

【检　查】

（1）有关物质　取本品，加甲醇溶解并制成每 1 mL 中约含贝诺酯 0.4 mg 的溶液，过滤，取续滤液作为供试品溶液（临用新制）。照贝诺酯有关物质项下的方法测定，供试品溶液色谱图中如有与对照品溶液主成分峰保留时间一致的色谱峰，其峰面积不得大于对照溶液主峰面积的 0.2 倍（0.2%），其他单个杂质峰面积不得大于对照溶液主峰面积（1.0%），各杂质峰面积的和不得大于对照溶液主峰面积的 1.5 倍（1.5%）。

（2）溶出度　取本品（0.2 g 规格），照溶出度与释放度测定法（通则 0931 第二法），以 1%十二烷基硫酸钠溶液 1000 mL 为溶出介质，转速 100 r/min，经 45 min 时，取溶液适量，过滤，精密量取续滤液 2 mL，置 50 mL 容量瓶中，用水稀释至刻度，摇匀，作为供试品溶液；另取贝诺酯对照品约 20 mg，精密称定，置 50 mL 容量瓶中，加无水乙醇溶解并稀释至刻度，摇匀，精密量取 2 mL，置 100 mL 容量瓶中，用 0.04%十二烷基硫酸钠溶液稀释至刻度，摇匀，作为对照品溶液。取上述两种溶液，照紫外-可见分光光度法（通则 0401），在 240 nm 波长处分别测定吸光度，计算每片的溶出量。限度为标示量的 70%，应符合规定。

（3）重量差异　取本品 20 片，精密称定总重量，求得平均片重后，再分别精密称定每片的重量，每片重量与平均片重比较，按表 3-1 中的规定，超出重量差限度的不得多于 2 片，并不得有一片超出限度的 1 倍。

表 3-1　贝诺酯片的重量差异规定

平均片重或标示片重	重量差异限度
0.30 g 以下	±7.5%
0.30 g 及 0.30 g 以下	±5%

（4）微生物限度　照非无菌产品微生物限度检查：依照微生物计数法（通则 1105）、控制菌检查法（通则 1106）及无菌药品微生物限度标准（通则 1107）检查，应符合规定。

【含量测定】

取本品 10 片，精密称定，研细，精密称取细粉适量（约相当于贝诺酯 20 mg），加甲醇溶解并稀释制成每 1 mL 中约含贝诺酯 0.4 mg 的溶液，过滤，取续滤液作为供试品溶液。照贝诺酯含量测定项下的方法测定，即得。

【规　格】

0.2 g、0.4 g、0.5 g。

三、实验器材和药品

1. 仪器设备

加热套、烧杯、比色管、离心分离机、抽滤机、过滤装置、烘箱、研钵、天平、紫外仪、展开钢、预制板、喷瓶、容量瓶、移液管、紫外分光光度计、红外吸收光谱仪、铂坩埚、马弗炉、熔点测定仪等。

2. 试　剂

无水乙醇、氢氧化钠、盐酸、三氯化铁、氯化钠、硫酸钾、亚硝基铁氰化钠、硫酸铁铵、标准铅溶液、水杨酸、冰醋酸、95%乙醇、甲醇、对乙酰氨基酚对照品、硅胶 G、十二烷基硫酸钠。

四、实验关键参数

（1）检查项的有关物质检查，对照品溶液是 3 组，供试品溶液如显色，斑点不得多于 4 个。
（2）对氨基酚试验中，溶液摇匀后，要静置 30 min 后再观察。
（3）溶出度检查中，样品的规格是 0.2 g。

五、实训注意事项

（1）在测定样品的红外吸收率时，制备固体试样压片时要特别注意 KBr 的防潮。
（1）重金属检查中，供试品已经炽灼至完全炭化，必须要加硫酸、硝酸炽灼至完全炭化，再加盐酸蒸干，然后进行实验。

六、思考题

（1）什么是恒重？
（2）硫酸盐检查和氯化物检查的原理是什么？
（3）初熔和全熔的标志是什么？
（4）如何选择贝诺酯的检测波长？

任务九 牛磺酸原料药及片剂的质量分析

一、实训目的

（1）掌握红外光谱吸收仪的操作及制片方法。
（2）了解限量检查法。
（3）熟悉并掌握滴定法。

二、实验原理和方案

（一）实验原理

本实验中牛磺酸及片剂的质量标准依据《中国药典》2015 年版第二部收载的化学药或制剂的质量标准与第四部通则。

（二）实验方案

1. 牛磺酸

本品为 2-氨基乙磺酸。按干燥品计算，含牛磺酸（$C_2H_7NO_3S$）不得少于 98.5%。

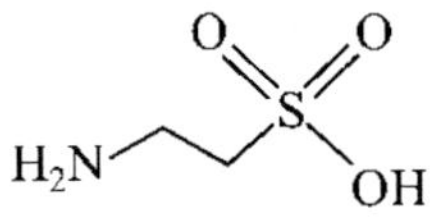

$$C_2H_7NO_3S \quad 125.15$$

【性　状】

本品为白色或类白结晶或结晶性粉末；无臭。
本品在水中溶解，在乙醇、乙醚或丙酮中不溶。

【鉴　别】

（1）取本品与牛磺酸对照品各适量，分别加水溶解并稀释制成每 1 mL 中约含 2 mg 的溶液，作为供试品溶液与对照品溶液。照有关物质项下的色谱条件试验，供试品溶液主斑点的位置和颜色应与对照品溶液的主斑点相同。
（2）本品的红外光吸收图谱应与对照的图谱（光谱集 44 图）一致。
（3）取本品约 0.1 g，加稀盐酸 5 mL，煮沸，放冷，过滤，滤液显芳香第一胺类的鉴别反应（通则 0301）。

【检　查】

（1）溶液的透光率　取本品 0.5 g，加水 20 mL 溶解后，照紫外-可见分光光度法（通则 0401），在 430 nm 波长处测定透光率，不得低于 95.0%。

（2）氯化物 取本品 1.0 g，加水 50 mL 溶解，取 25 mL（溶液如显碱性，加硝酸至中性，再加稀硝酸 10 mL；溶液如不澄清，应过滤），置 50 mL 纳氏比色管中，加水至约 40 mL，摇匀，即得供试品溶液。另取标准氯化钠溶液 5.0 mL，置 50 mL 纳氏比色管中，加稀硝酸 10 mL，加水至 40 mL，摇匀，即得对照溶液。于供试品溶液与对照溶液中，分别加入硝酸银试液 1.0 mL，用水稀释成 50 mL，摇匀，在暗处放置 5 min，同置黑色背景上，从比色管上方向下观察、比较，不得更浓（0.01%）（通则 0801）。

（3）硫酸盐 取本品 2.0 g，加水约 40 mL 溶解（溶液如显碱性，可滴加盐酸至中性）；溶液如不澄清，应过滤。置于 50 mL 纳氏比色管中，加稀盐酸 2 mL，摇匀，即得供试品溶液。另取标准硫酸钾溶液 2.0 mL，置 50 mL 纳氏比色管中，加水至约 40 mL，加稀盐酸 2 mL，摇匀，即得对照溶液。于供试品溶液与对照溶液中，分别加入 25%氯化钡溶液 5 mL，用水稀释至 50 mL，充分摇匀，放置 10 min，同置黑色背景上，从比色管上方向下观察、比较，不得更浓（0.01%）（通则 0802）。

（4）铵盐 取本品 0.10 g，置蒸馏瓶中，加无氨蒸馏水 200 mL，加氧化镁 1 g，加热蒸馏，馏出液导入加有稀盐酸 1 滴与无氨蒸馏水 5 mL 的 50 mL 纳氏比色管中，待馏出液达 40 mL 时，停止蒸馏。加氢氧化钠试液 5 滴，加无氨蒸馏水至 50 mL，加碱性碘化汞钾试液 2 mL，摇匀，放置 15 min。如显色，与标准氯化铵溶液 2.0 mL 按上述方法制成的对照溶液比较，不得更深（0.02%）（通则 0808）。

标准氯化铵溶液的制备：称取氯化铵 29.7 mg，置 1000 mL 容量瓶中，加水适量使溶解并稀释至刻度，摇匀，即得（每 1 mL 相当于 10 μg 的 NH_4）。

（5）有关物质 取本品适量，加水溶解并稀释制成每 1 mL 中约含 20 mg 的溶液，作为供试品溶液；精密量取 1 mL，置 500 mL 容量瓶中，用水稀释至刻度，摇匀，作为对照溶液；另取牛磺酸对照品与丙氨酸对照品各适量，分别加水溶解并稀释制成每 1 mL 中约含 2 mg 的溶液，各取适量，等体积混合，摇匀，作为系统适用性溶液。照薄层色谱法（通则 0502）试验，吸取上述三种溶液各 5 μL，分别以条带状点样方式点于同一硅胶 G 薄层板上，条带宽度 5 mm，以水-无水乙醇-正丁醇-冰醋酸（150：150：100：1）为展开剂，展开，晾干，喷以茚三酮的丙酮溶液（1→50），在 105 ℃ 加热约 5 min 至斑点出现，立即检视。对照溶液应显一个清晰的斑点，系统适用性溶液应显两个完全分离的斑点。供试品溶液如显杂质斑点，不得超过 1 个。其颜色与对照溶液的主斑点比较，不得更深（0.2%）。

（6）干燥失重 取供试品，混合均匀（如为较大的结晶，应先迅速捣碎成 2 mm 以下的小粒），取本品 1 g，置与供试品相同条件下干燥至恒重的扁形称量瓶中，精密称定，在 105℃ 干燥 4 h，由减失的重量和取样量计算供试品的干燥失重。减失重量不得超过 0.4%（通则 0831）。

（7）炽灼残渣 取本品 1.0 g，置已炽灼至恒重的坩埚，精密称定。缓缓炽灼至完全炭化，放冷；除另有规定外，加硫酸 0.5~1 mL 使湿润，低温加热至硫酸蒸气除尽后，在 500~600 ℃ 炽灼使完全灰化，移至干燥器内，放冷，精密称定后，再在 500~600 ℃ 炽灼至恒重，即得。遗留残渣不得超过 0.1%。依法检查（通则 0841）

（8）铁盐 取本品 1.0 g，加水 25 mL 溶解，移至 50 mL 纳氏比色管中，加稀盐酸 4 mL 与过硫酸铵 50 mg，用水稀释成 35 mL 后，加 30%硫氰酸铵溶液 3 mL，再加水适量稀释成 50 mL，摇匀。如显色，立即取标准铁溶液 1.0 mL 同法制成的对照溶液比较，不得更浓（0.001%）（通则 0807）。

如供试管与对照管色调不一致时，可分别移至分液漏斗中，各加正丁醇 20 mL 提取，待分层后，将正丁醇层移至 50 mL 纳氏比色管中，再用正丁醇稀释至 25 mL，比较，即得。

标准铁溶液的制备：称取硫酸铁铵[$FeNH_4(SO_4)_2 \cdot 12H_2O$]0.863 g，置 1000 mL 容量瓶中，加水溶解后，加硫酸 2.5 mL，用水稀释至刻度，摇匀，作为贮备液。

临用前，精密量取贮备液 10 mL，置 100 mL 容量瓶中，加水稀释至刻度，摇匀，即得（每 1 mL 相当于 10 μg 的 Fe）。

（9）重金属　依法检查（通则 0821 第二法），含重金属不得超过百万分之十。

取炽灼残渣项下遗留的残渣，加硝酸 0.5 mL，蒸干，至氧化氮蒸气除尽后，放冷，加盐酸 2 mL，置水浴上蒸干后加水 15 mL，滴加氨试液至对酚酞指示液显微粉红色，再加醋酸盐缓冲液（pH 3.5）2 mL，微热溶解后，移至纳氏比色管中，加水稀释成 25 mL，作为乙管；另取配制供试品溶液的试剂，置瓷皿中蒸干后，加醋酸盐缓冲液（pH 3.5）2 mL 与水 15 mL，微热溶解后，移至纳氏比色管中，加标准铅溶液一定量，再用水稀释成 25 mL，作为甲管。再在甲、乙两管中分别加硫代乙酰胺试液各 2 mL，摇匀，放置 2 min，同置白纸上，自上向下透视，乙管中显出的颜色与甲管比较，不得更深。

标准铅溶液的制备：称取硝酸铅 0.1599 g，置 1000 mL 容量瓶中，加硝酸 5 mL 与水 50 mL 溶解后，用水稀释至刻度，摇匀，作为贮备液。精密量取贮备液 10 mL，置 100 mL 容量瓶中，加水稀释至刻度，摇匀，即得（每 1 mL 相当于 10 μg 的 Pb）。本液仅供当日使用。

配制与贮存用的玻璃容器均不得含铅。

（10）砷盐　取本品 1.0 g，加水 23 mL 溶解后，加盐酸 5 mL，依法检查（通则 0822 第一法），应符合规定（0.0002%）。

【含量测定】

取本品约 0.2 g，精密称定，加水 50 mL 使溶解，精密加入中性甲醛溶液（取甲醛溶液，滴加酚酞指示剂 5 滴，用 0.1 mol/L 的氢氧化钠溶液调节至溶液显微粉红色）5 mL，照电位滴定法（通则 0701），用氢氧化钠滴定液（0.1 mol/L）滴定。每 1 mL 氢氧化钠滴定液（0.1 mol/L）相当于 12.52 mg 的 $C_2H_7NO_3S$。

2. 牛磺酸片

本品含牛磺酸 $C_2H_7NO_3S$ 应为标示量的 95.0%~105.0%。

【性　状】

本品为白色或类白色片。

【鉴　别】

取本品的细粉适量(约相当于牛磺酸 0.5 g)，加水 10 mL，振摇使溶解，过滤。取滤液 2 mL，调节 pH 值至中性，加茚三酮试液 1 mL，在水浴中加热，溶液显蓝紫色。

【检　查】

（1）重量差异　取本品 20 片，精密称定总重量，求得平均片重后，再分别精密称定每片的重量，每片重量与平均片重比较，按表 3-2 中的规定，超出重量差异限度的不得多于 2 片，并不得有一片超出限度的 1 倍（通则 0101）。

表 3-2　牛磺酸片的重量差异夫妻

平均片重或标示片重	重量差异限度
0.30 g 以下	±7.5%
0.30 g 及 0.30 g 以上	±5%

（2）微生物限度　照非无菌产品微生物限度检查：照微生物计数法（通则 1105）、控制菌检查法（通则 1106）及无菌药品微生物限度标准（通则 1107）检查，应符合规定。

【含量测定】

取本品 10 片，精密称定，研细，精密称取适量（约相当于牛磺酸 0.2 g），加水 25 mL，振摇使主成分溶解，用氢氧化钠滴定液（0.1 mol/L）调节 pH 值至 7.0。加入预先调节 pH 值至 9.0 的甲醛溶液 15 mL，摇匀，再用氢氧化钠滴定（0.1 mol/L）滴定至 pH 值至 9.0，并持续 30 s，以加入甲醛溶液后消耗的氢氧化钠滴定液（0.1 mol/L）的量（mL）计算。每 1 mL 氢氧化钠滴定液（0.1 mol/L）相当于 12.52 mg 的 $C_2H_7NO_3S$。

【规　格】

0.4 g。

三、实验器材和药品

1. 仪器设备

加热套、烧杯、离心分离机、抽滤机、过滤装置、烘箱、研钵、天平、紫外仪、容量瓶、移液管、紫外分光光度计、红外吸收光谱仪、铂坩埚、马弗炉、展开钢、预制板、喷瓶。

2. 试　剂

标准氯化钠溶液、标准硫酸钾溶液、标准氯化铵溶液、标准铅溶液、标准铁溶液、丙氨酸对照品、牛磺酸对照品、正丁醇、无水乙醇、茚三酮、丙酮、甲醛、氢氧化钠、盐酸、三氯化铁、冰醋酸、硅胶 G。

四、实验关键参数

（1）薄层色谱法检查有关物质，展开并喷显色剂后需在 105 ℃下加热 5 min。

（2）压片法时取用的供试品量一般为 1~2 mg。因不能用天平称量后加入，并且每种样品对红外光的吸收程度不一致，故常凭经验取用。

（3）制片时 KBr 要置红外灯下烘几分钟，使其干燥，并且用量要适中，厚度应在 0.5 mm 以下。厚度大于 0.5 mm 时，常可在光谱上观察到干涉条纹，对供试品光谱产生干扰。

（4）炽灼残渣检查的炽灼温度是 500~600 ℃。

五、实训注意事项

（1）限量检查过程中，将纳氏比色管置黑色背景下，从上向下观察，比较产生的浑浊，供试品不得比对照溶液更深或者更浓。

（2）红外吸收光谱仪的适使用与养护要注意环境的温度和湿度，保持环境干燥通风。

（3）重金属的检查配制与贮存用的玻璃容器均不得含铅。

六、思考题

（1）什么是标示量？

（2）红外光谱图鉴定药品化学结构的原理是什么？

任务十 水杨酸镁原料药及片剂的质量分析

一、实训目的

（1）了解水杨酸镁及片剂的检测方法。

（2）进一步熟悉紫外分光光度仪的含量测定方法。

（3）了解光谱法和理化反应鉴别的原理以及镁盐、重金属等的检测方法。

二、实验原理和方案

（一）实验原理

本实验中水杨酸镁原料药及片剂的质量标准依据《中国药典》（2015 年版）第二部收载的化学药或制剂的质量标准与第四部通则以及红外光谱图集。

（二）实验方案

1. 水杨酸镁

本品为双（2-羟基苯甲酸-O^1, O^2）镁四水合物。按干燥品计算，含 $C_{14}H_{10}MgO_6$ 应为 98.0%~103.0%。

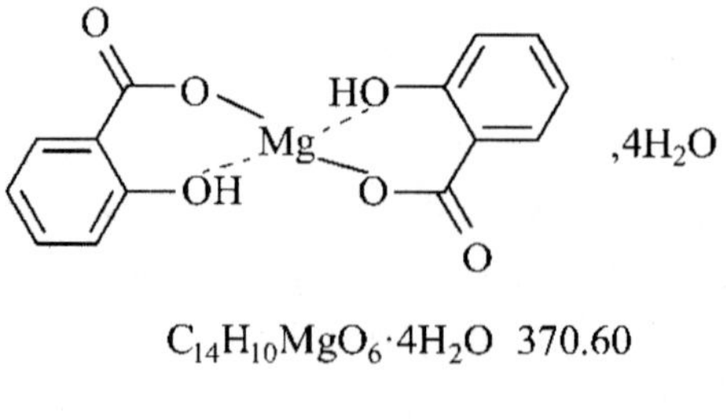

$C_{14}H_{10}MgO_6 \cdot 4H_2O$ 370.60

【性　状】

本品为白色结晶性粉末；无臭；有风化性；水溶液显微酸性反应。

本品在乙醇中易溶，在水中溶解。

【鉴　别】

（1）取含量测定项下的供试品溶液，照紫外-可见分光光度法（通则0401）测定，在296 nm波长处有最大吸收。

（2）本品的红外光吸收图谱应与对照的图谱（光谱集60图）一致.

（3）本品的水溶液显镁盐与水杨酸盐的鉴别反应（通则0301）。

【检　查】

（1）镁　取本品约0.8 g，精密称定，置200 mL容量瓶中，加水适量，振摇15 min后，用水稀释至刻度，摇匀，过滤。精密量取续滤液50 mL，置250 mL锥形瓶中，加水50 mL、氨-氯化铵缓冲液（pH 10.0）5 mL与铬黑T指示剂少许，用乙二胺四醋酸二钠滴定液（0.05 mol/L）滴定，至溶液由紫红色转变为纯蓝色。每1 mL乙二胺四醋酸二钠滴定液（0.05 mol/L）相当于1.215 mg的镁。按干燥品计算，含镁应为7.9%~8.3%。

（2）干燥失重　取本品，混合均匀，取约1 g，置与供试品相同条件下干燥至恒重的扁形称量瓶中，精密称定，在105 ℃干燥4 h，由减失的重量和取样量计算供试品的干燥失重，减失重量应为17.5%~20.0%（通则0831）。

（3）重金属　取25 mL纳氏比色管三支，甲管中加标准铅溶液一定量与醋酸盐缓冲液（pH 3.5）2 mL后，加水稀释成25 mL；乙管中加入本品0.50 g，加水20 mL溶解后，加醋酸盐缓冲液（pH 3.5）2 mL，再加水25 mL；丙管中加入本品0.5 g，加水适量使溶解，再加与甲管相同量的标准铅溶液与醋酸盐缓冲液（pH 3.5）2 mL后，用水稀释成25 mL。若供试品溶液带颜色，可在甲管中滴加少量的稀焦糖溶液或其他无干扰的有色溶液，使之与乙管、丙管一致。再在甲、乙、丙三管中分别加硫代乙酰胺试液各2 mL，摇匀，放置2 min，同置白纸上，自上向下透视，当丙管中显出的颜色不浅于甲管时，乙管中显示的颜色与甲管比较，不得更深。如丙管中显出的颜色浅于甲管，应取样按第二法重新检查。含重金属不得超过百万分之四十（通则0821第一法）。

【含量测定】

取本品，精密称定，加水溶解并定量稀释制成每1 mL中约含无水水杨酸镁20 μg的溶液，作为供试品溶液；另取水杨酸镁对照品，精密称定，加水溶解并定量稀释制成每1 mL中约含20 μg的溶液。取上述两种溶液，照紫外-可见分光光度法（通则0401），在296 nm波长处分别测定吸光度，计算，即得。

2. 水杨酸镁片

本品含无水水杨酸镁（$C_{14}H_{10}MgO_6$）应为标示量的95.0%~105.0%。

【性　状】

本品为白色片。

【鉴　别】

（1）取含量测定项下的溶液，照紫外-可见分光光度法（通则0401）测定，在296 nm波长处有最大吸收。

（2）取本品 1 片，研细，加水使水杨酸镁溶解，过滤，滤液显镁盐与水杨酸盐的鉴别反应（通则 0301）。

【检 查】

（1）溶出度　取本品，照溶出度与释放度测定法（通则 0931 第二法），以水 900 mL 为溶出介质，转速为 50 r/min，依法操作，45 min 后，取溶液 10 mL，过滤，精密量取续滤液适量，用水定量稀释成每 1 mL 中约含无水水杨酸镁 20 μg 的溶液，照水杨酸镁含量测定项下的方法，自"另取水杨酸镁对照品"起，依法测定，计算每片的溶出量。限度为标示量的 80%，应符合规定。

（2）重量差异　取本品 20 片，精密称定总重量，求得平均片重后，再分别精密称定每片的重量，每片重量与平均片重比较，按表 3-3 中的规定，超出重量差限度的不得多于 2 片，并不得有一片超出限度的 1 倍（通则 0101）。

表 3-3　水杨酸镁片的重量差异规定

平均片重或标示片重	重量差异限度
0.30g 以下	±7.5%
0.30 g 及 0.30 g 以上	±5%

（3）微生物限度　照非无菌产品微生物限度检查：照微生物计数法（通则 1105）、控制菌检查法（通则 1106）及无菌药品微生物限度标准（通则 1107）检查，应符合规定（通则 0101）。

【含量测定】

取本品 20 片，精密称定，研细，精密称取适量（约相当于无水水杨酸镁 0.5 g），置 250 mL 容量瓶中，加水适量，振摇使水杨酸镁溶解并稀释至刻度，摇匀，过滤，精密量取续滤液 2 mL，置 200 mL 容量瓶中，用水稀释至刻度，摇匀。照水杨酸镁含量测定项下的方法，自"另取水杨酸镁对照品"起，依法测定，即得。

【规 格】

0.25 g（按 $C_{14}H_{10}MgO_6$ 计）。

三、实验器材

1. 仪器设备

加热套、比色管、紫外分光光度计、红外吸收光谱仪、容量瓶、烧杯、锥形瓶、滴定管、抽滤机、过滤装置、烘箱、研钵、天平、紫外仪、移液管、铂坩埚、马弗炉。

2. 试　剂

水杨酸镁对照品、标准铅溶液、醋酸盐缓冲液、乙二胺四醋酸二钠滴定液、铬黑 T 指示剂、氨-氯化铵缓冲液。

四、实验关键参数

（1）溶出度检查的溶出介质是水，转速为 50 r/min。
（2）干燥失重指在 105 °C 干燥 4 h，减失重量应为 17.5%~20.0%。
（3）检测波长为 296 nm。

五、实训注意事项

（1）镁的检查时，在滴定过程中要先快后慢，手腕边转动锥形瓶。
（2）紫外分光光度计的使用时，手指不能触碰比色皿的透光面，以免污染。
（3）紫外分光光度仪在不使用时，应该关闭光源，以延长光源使用寿命。
（4）含量检测前的溶液配制的浓度要精确，不然影响测定结果。

六、思考题

（1）滴定液的配制依据是什么？
（2）镁盐与水杨酸盐的鉴别反应的原理是什么？
（3）含量测定的标准曲线怎么制作？

任务十一　艾司唑仑原料药及片剂的质量分析

一、实训目的

（1）通过本次实验，了解熔点测定的方法。
（2）掌握紫外分光光度仪测定吸收系数法。
（3）熟悉并掌握艾司唑仑原料药及片剂的检测方法。

二、实验原理和方案

（一）实验原理

本实验中艾司唑仑原料药及片剂的质量标准依据《中国药典》（2015 年版）第二部收载的化学药或制剂的质量标准第四部通则。

（二）实验方案

1. 艾司唑仑

本品为 6-苯基-8-氯-4H-[1, 2, 4]-三氮唑[4, 3-a][1, 4]苯并二氮杂䓬。按干燥品计算，含 $C_{16}H_{11}ClN_4$ 不得少于 98.5%。

$C_{16}H_{11}ClN_4$　294.74

【性　状】

　　本品为白色或类白色结晶粉末；无臭。

　　本品在三氯甲烷中易溶，在甲醇中溶解，在乙酸乙酯或乙醇中略溶，在水中几乎不溶，在醋酐中易溶。

　　（1）熔点　本品的熔点（通则0612）为229~232 °C。

　　测定法：传温液加热法

　　取供试品适量，研成细粉，在105 °C干燥至恒重。分取供试品适量，置熔点测定用毛细管中，轻击管壁或借助长短适宜的洁净玻璃管，垂直放在表面皿或其他适宜的硬质物体上，将毛细管自上口放入使自由落下，反复数次，使粉末紧密集结在毛细管的熔封端。装入供试品的高度为3 mm。另将温度计放入盛装传温液用硅油或液状石蜡的容器中，使温度计汞球部的底端与容器的底部距离2.5 cm以上（用内加热的容器，温度计汞球与加热器上表面距离2.5 cm以上）。加入传温液使其受热后的液面恰在温度计的分浸线处。将传温液加热，待温度上升至较规定的熔点低限约低10 °C时，将装有供试品的毛细管浸入传温液，贴附在温度计上（可用橡皮圈或毛细管夹固定），位置须使毛细管的内容物部分恰在温度计汞球中部。继续加热，调节升温速率为上升1.0~1.5 °C/min，加热时须不断搅拌使传温液温度保持均匀。记录供试品在初熔至全熔时的温度，重复测定3次，取其平均值，即得。

　　（2）吸收系数　取本品，精密称定，加盐酸溶解并定量稀释，制成每1 mL中约含10 μg的溶液，照紫外-可见分光光度法（通则0401），在271 nm波长处测定吸光度，吸收系数（$E_{1\,cm}^{1\%}$）为349~367。

【鉴　别】

　　（1）取本品约10 mg，加盐酸（1→2）15 mL，缓缓煮沸15 min，放冷，溶液显芳香第一胺类的鉴别反应（通则0301）。

　　（2）取本品约1 mg，加稀硫酸1~2滴，置紫外光灯（365 nm）下检视，显天蓝色荧光。

　　（3）本品的红外光吸收图谱应与对照的图谱（光谱集63图）一致（如不一致，用甲醇重结晶后测定）。

【检　查】

　　（1）氯化物　取本品1.0 g，加水50 mL，振摇10 min，过滤。分取滤液25 mL（溶液如显碱性，加硝酸至中性，再加稀硝酸10 mL；溶液如不澄清，应过滤）。置50 mL纳氏比色管中，加水至约40 mL，摇匀，即得供试品溶液。另取标准氯化钠溶液7 mL，置50 mL纳氏比色管中，加稀硝酸10 mL，加水至40 mL，摇匀，即得对照溶液。于供试品溶液与对照溶液中，分别加入硝酸银试液 1.0 mL，用水稀释成 50 mL，摇匀，在暗处放置 5 min，同置黑色背景上，从比色管上方向下观察、比较，不得更浓（0.014%）（通则 0801）。

（2）有关物质　取本品，加流动相溶解并稀释制成每 1 mL 中含 0.2 mg 的溶液，作为供试品溶液；精密量取适量，用流动相稀释制成每 1 mL 中约含 2 μg 的溶液，作为对照溶液。照高效液相色谱法（通则 0512）测定，检测波长为 223 nm。理论板数按艾司唑仑峰计算不低于 2000。精密量取对照溶液与供试品溶液各 20 μL，分别注入液相色谱仪，记录色谱图至主成分色谱峰保留时间的 3 倍。供试品溶液色谱图中如有杂质峰，各杂质峰面积的和不得大于对照溶液主峰面积的 0.5 倍（0.5%）。

（3）干燥失重　取供试品，混合均匀，取约 1 g 或各品种项下规定的重量，置与供试品相同条件下干燥至恒重的扁形称量瓶中，精密称定，除另有规定外，在 105 ℃ 干燥至恒重。由减失的重量和取样量计算供试品的干燥失重。减失重量不得超过 0.5%（通则 0831）。

（4）炽灼残渣　不得超过 0.1%（通则 0841）。

取供试品 1.0~2.0 g 或各品种项下规定的重量，置已炽灼至恒重的坩埚中，精密称定，缓缓炽灼至完全炭化，放冷，除另有规定外，加硫酸 0.5~1 mL 使湿润，低温加热至硫酸蒸气除尽后，在 700~800 ℃ 炽灼使完全灰化，移至干燥器内，放冷，精密称定后，再在 700~800 ℃ 炽灼至恒重，即得。

【含量测定】

取本品约 0.1 g，精密称定，加醋酐 50 mL 溶解后，加结晶紫指示液 2 滴，用高氯酸滴定液（0.1 mol/L）滴定至溶液显黄色，并将滴定的结果用空白试验校正。每 1 mL 高氯酸滴定液（0.1 mol/L）相当于 14.74 mg 的 $C_{16}H_{11}ClN_4$

2. 艾司唑仑片

本品含艾司唑仑（$C_{16}H_{11}ClN_4$）应为标示量的 90.0%~110.0%。

【性　状】

本品为白色片。

【鉴　别】

取本品的细粉适量（约相当于艾司唑仑 10 mg），加乙醇 10 mL，振摇使艾司唑仑溶解，过滤，滤液蒸干，残渣照艾司唑仑项下的鉴别（1）（2）项试验，显相同的反应。

【检　查】

（1）有关物质　取本品细粉适量（约相当于艾司唑仑 2 mg），用流动相制成每 1 mL 中约含 0.2 mg 的溶液，过滤，取续滤液作为供试品溶液；精密量取适量，用流动相稀释制成每 1 mL 中约含 2 μg 的溶液，作为对照溶液。照艾司唑仑有关物质项下的方法测定。供试品溶液色谱图中如有杂质峰，各杂质峰面积的和不得大于对照溶液主峰面积（1.0%）。

（2）含量均匀度　取本品 1 片，置 100 mL 容量瓶中，加盐酸适量，充分振摇使艾司唑仑溶解并稀释至刻度，摇匀，过滤，取续滤液作为供试品溶液，照含量测定项下的方法测定含量，应符合规定（通则 0941）。

（3）溶出度　取本品，照溶出度与释放度测定法（通则0931第三法），以盐酸100 mL为溶出介质，转速为100 r/min，依法操作，经30 min，取溶液10 mL，过滤，取续滤液，照紫外-可见分光光度法（通则0401），在268 nm的波长处测定吸光度，按$C_{16}H_{11}ClN_4$的吸收系数（$E_{1cm}^{1\%}$）为352计算每片的溶出量。限度为标示量的80%，应符合规定。

（4）重量差异　取本品20片，精密称定总重量，求得平均片重后，再分别精密称定每片的重量，每片重量与平均片重比较，按表3-4中的规定，超出重量差限度的不得多于2片，并不得有一片超出限度的1倍。

表3-4　艾司唑仑片重量差异规定

平均片重或标示片重	重量差异限度
0.30 g 以下	±7.5%
0.30 g 及 0.30 g 以上	±5%

（5）微生物限度　照非无菌产品微生物限度检查：微生物计数法（通则1105）和控制菌检查法（通则1106）及无菌药品微生物限度标准（通则1107）检查，应合符规定。

【含量测定】

取本品30片，精密称定，研细，精密称取适量（约相当于艾司唑仑10 mg），置100 mL容量瓶中，加盐酸60 mL，充分振摇使艾司唑仑溶解，用盐酸稀释至刻度，摇匀，过滤。精密量取续滤液5 mL，置50 mL容量瓶中，用盐酸稀释至刻度，摇匀。照紫外-可见分光光度法（通则0401），在268 nm的波长处测定吸光度，$C_{16}H_{11}ClN_4$的吸收系数（$E_{1cm}^{1\%}$）为352，计算即得。

【规　格】

1 mg、2 mg。

三、实验器材和药品

1. 仪器设备

烧杯、比色管、离心分离机、抽滤机、过滤装置、烘箱、研钵、天平、紫外仪、容量瓶、移液管、紫外分光光度计、高效液相色谱、红外吸收光谱仪。

2. 试　剂

KBr、盐酸、95%乙醇、甲醇、醋酐、结晶紫指示液、高氯酸滴定液。

四、实验关键参数

（1）含量均匀度和溶出度检查项，其稀释液或溶出介质100 mL指的是样品的规格是1 mg，若规格是2 mg，则为200 mL。

（2）本方案中的盐酸没有特别说明，均指（9→1000）的盐酸。

（3）方案中的流动相均为甲醇-水（65∶35）。

（4）熔点测定的温度计是分浸型，具有0.5 °C刻度，经熔点测定用对照品校正。

五、实训注意事项

（1）在测定样品的红外吸收率时，制备固体试样压片时，KBr 的防潮应该保持干燥。
（2）氯化氢容易挥发，在配制盐酸时要注意瓶口的及时密封。
（3）醋酐有吸湿性，注意防潮，有腐蚀性，勿接触皮肤和眼睛。

六、思考题

（1）什么是恒重？
（2）芳香第一胺类鉴别反应的原理是什么？
（3）什么是初熔和全熔？

任务十二　左氧氟沙星原料药及片剂的质量分析

一、实训目的

（1）通过本次实验，进一步熟悉药品比旋度、吸收系数等的检测。
（2）增强紫外分光光度仪、高效气相色谱的操作技能。
（31）熟悉并掌握左氧氟沙星原料药及其制剂的常规的检测方法。

二、实验原理和方案

（一）实验原理

本实验中左氧氟沙星原料药及片剂的质量标准依据《中国药典》（2015 年版）第二部收载的化学药及制剂的质量标准以及第四部通则。

（二）实验方案

1. 左氧氟沙星

本品为(-)-(S)-3-甲基-9-氟-2,3-二氢-10-(4-甲基-1-哌嗪基)-7 氧代-7H 吡啶并[1,2,3-de]-1,4-苯并噁嗪-6-羧酸半水合物。按无水与无溶剂物计算，含左氧氟沙星（按 $C_{18}H_{20}FN_3O_4$ 计）应为 98.5%~102.0%。

$$C_{18}H_{20}FN_3O_4 \cdot \tfrac{1}{2}H_2O \quad 370.38$$

【性　状】

本品为类白色至淡黄色结晶性粉末，无臭。

本品在水中微溶，在乙醇中极微溶解，在乙醚中不溶；在冰醋酸中易溶，在 0.1 mol/L 盐酸中略溶。

（1）比旋度　取本品，精密称定，加甲醇溶解并定量稀释制成每 1 mL 中约含 10 mg 的溶液，依法测定（通则 0621），比旋度应为 -92°~-99°。

【鉴　别】

（1）取本品与氧氟沙星对照品适量，分别加右氧氟沙星项下的流动相溶解并稀释，制成每 1 mL 中含 0.01 mg 与 0.02 mg 的溶液，作为供试品溶液与对照品溶液。照右氧氟沙星项下的方法试验，供试品溶液主峰的保留时间应与对照品溶液主峰中左氧氟沙星峰（后）的保留时间一致。

（2）取本品适量，加 0.1 mol/L 盐酸溶解并稀释制，成每 1 mL 中约含 5 μg 的溶液，照紫外-可见分光光度法（通则 0401）测定，在 226 nm 与 294 nm 波长处有最大吸收，在 263 nm 波长处有最小吸收。

（3）本品的红外光吸收图谱应与对照的图谱（光谱集 1128 图）一致。

【检　查】

（1）酸碱度　取本品，加水制成每 1 mL 中含 10 mg 的溶液，依法测定（通则 0631），pH 值应为 6.8~8.0。

（2）溶液的澄清度　取本品 5 份，分别加水制成每 1 mL 中 5 mg 的溶液，溶液均应澄清；如显浑浊，与 2 号浊度标准液（通则 0902 第一法）比较，均不得更浓。

（3）吸光度　取本品 5 份，分别加水溶解并定量稀释，制成每 1 m 中含 5 mg 的溶液，照紫外-可见分光光度法（通则 0401），在 450 nm 波长处测定吸光度，均不得超过 0.1。

（4）有关物质　取本品，精密称定，加 0.1 mol/L 盐酸溶解并定量稀释，制成每 1 mL 中约含 1.0 mg 的溶液，作为供试品溶液。精密量取适量，用 0.1 mol/L 盐酸定量稀释，制成每 1 mL 中含 2 μg 的溶液，作为对照溶液。精密量取对照溶液适量，用 0.1 mol/L 盐酸定量稀释，制成每 1 mL 中约含 0.2 μg 的溶液，作为灵敏度溶液。另精密称取杂质 A 对照品约 15 mg，置于 100 mL 容量瓶中，加 6 mol/L 氨溶液 1 mL 与水适量使溶解，用水稀释至刻度，摇匀，精密量取 2 mL，置 100 mL 量瓶中，加水稀释至刻度，摇匀，作为杂质 A 对照品溶液。照高效液相色谱法（通则 0512）测定，用十八烷基硅烷键合硅胶为填充剂；以醋酸铵-高氯酸钠溶液（取醋酸铵 4.0 g 和高氯酸钠 7.0 g，加水 1300 mL 使溶解，用磷酸调节 pH 值至 2）-乙腈（85:15）为流动相 A，乙腈为流动相 B。按表 3-5 进行线性梯度洗脱，柱温为 40°C，流速为 1 mL/min。称取左氧氟沙星对照品、环丙沙星对照品和杂质 E 对照品各适量，加 0.1 mol/L 盐酸溶解并稀释，制成每 1 mL 中约含左氧氟沙星 1.0 mg、环丙沙星和杂质 E 各 5 μg 的混合溶液。量取 10 μL 注入液相色谱仪，以 294 nm 为检测波长，记录色谱图，左氧氟沙星峰的保留时间约为 15 min。左氧氟沙星峰与杂质 E 峰和左氧氟沙星峰与环丙沙星峰之间的分离度应分别大于 2.0 与 2.5。量取灵敏度溶液 10 μL 注入液相色谱仪，以 294 nm 为检测波长，主成分色谱峰峰高的信噪比应大于 10。再精密量取供试品溶液、对照溶液和杂质 A 对照品溶液各 10 μL，分别注入液相色谱仪，以 294 nm 和 238 nm 为检测波长，记录色谱图。供试品溶液色谱图中如有杂质峰，杂质 A（238 nm 检测）按外标法以峰面积计算，不得超过 0.3%，其他单个杂质（294 nm 检测）峰面积不得大于对照溶液主峰面积（0.2%），其他各杂质（294 nm 检测）峰面积的和不得大于对照溶液主峰面积的 2.5 倍（0.5%），供试品溶液色谱图中小于灵敏度溶液主峰面积的峰忽略不计。

表 3-5　线性梯度洗脱

时间/min	流动相 A 体积分数/%	流动相 B 体积分数/%
0	100	0
18	100	0
25	70	30
39	70	30
40	100	0
50	100	0

（5）右氧氟沙星　取本品适量，加流动相溶解并稀释制成每 1 mL 中约含 1.0 mg 的溶液，作为供试品溶液。精密量取适量，用流动相定量稀释制成每 1 mL 中约含 10 μg 的溶液，作为对照溶液。精密量取对照溶液适量，用流动相定量稀释制成每 1 mL 中约含 0.5 μg 的溶液，作为灵敏度溶液。照高效液相色谱法（通则 0512）测定。用十八烷基硅烷键合硅胶为填充剂，以硫酸铜 D-苯丙氨酸溶液（取 D-苯丙氨酸 1.32 g 与硫酸铜 1 g，加水 1000 mL 溶解后，用氢氧化钠试液调节 pH 值至 3.5）-甲醇（82∶18）为流动相；柱温 40 ℃，检测波长为 294 nm。取左氧氟沙星和氧氟沙星对照品各适量，加流动相溶解并定量稀释制成每 1 mL 中约含左氧氟沙星 1 mg 和氧氟沙星 20 μg 的溶液，取 20 μL 注入液相色谱仪，记录色谱图，右氧氟沙星与左氧氟沙星依次流出，右、左旋异构体峰的分离度应符合要求。取灵敏度溶液 20 μL 注入液相色谱仪，主成分色谱峰峰高的信噪比应大于 10。再精密量取供试品溶液和对照溶液各 20 μL，分别注入液相色谱仪，记录色谱图，供试品溶液色谱图中右氧氟沙星峰面积不得大于对照溶液的主峰面积（1.0%）。

（6）残留溶剂　取本品适量，精密称定，用内标溶液（称取丙酮适量，用 0.5 mol/L 盐酸稀释，制成每 1 mL 中含 0.01 mg 的溶液）溶解并定量稀释，制成每 1 mL 中含 100 mg 的溶液，精密量取 5 mL，置顶空瓶中，密封，作为供试品溶液；另取甲醇和乙醇，精密称定，用内标溶液定量稀释，制成每 1 mL 中含甲醇和乙醇分别为 300 μg 和 500 μg 的溶液，精密量取 5 mL，置顶空瓶中，密封，作为对照品溶液。照残留溶剂测定法（通则 0861 第一法）测定。以聚乙二醇（PEG-20M）（或极性相近）为固定液的毛细管柱为色谱柱；柱温为 40 ℃，进样口温度为 150 ℃，检测器温度为 180 ℃，顶空瓶平衡温度为 85 ℃；平衡时间为 30 min。取对照品溶液顶空进样，记录色谱图。丙酮峰、甲醇峰与乙醇峰之间的分离度均应符合要求。取供试品溶液与对照品溶液分别顶空进样，记录色谱图。按内标法以峰面积比值计算，甲醇与乙醇的残留量均应符合规定。

（7）水分　照水分测定法（通则 0832 第一法）测定，水分含量应为 2.0%~3.0%。精密称定本品适量，用无水甲醇溶解，用水分测定仪直接测定。

（8）炽灼残渣　依法检查（通则0841），遗留残渣不得超过0.1%。取本品1 g，置已炽灼至恒重的坩埚，精密称定，缓缓炽灼至完全炭化，放冷。除另有规定外，加硫酸0.5~1 mL使湿润，低温加热至硫酸蒸气除尽后，在500~600 ℃炽灼使完全灰化，移至干燥器内，放冷，精密称定后，再在500~600 ℃炽灼至恒重，即得。

（9）重金属　依法检查（通则0821第二法），含重金属不得超过百万分之十。取炽灼残渣项下的遗留残渣，取各品种项下规定量的供试品，按炽灼残渣检查法（通则0841）进行炽灼处理，然后取遗留的残渣；或直接取炽灼残渣项下遗留的残渣。加硝酸0.5 mL，蒸干，至氧化氮蒸气除尽后、放冷，加盐酸2 mL，置水浴上蒸干后加水15 mL，滴加氨试液至对酚酞指示液显微粉红色，再加醋酸盐缓冲液（pH 3.5）2 mL，微热溶解后，移至纳氏比色管中，加水稀释成25 mL，作为乙管；另取配制供试品溶液的试剂，置瓷皿中蒸干后，加醋酸盐缓冲液（pH 3.5）2 mL与水15 mL，微热溶解后，移至纳氏比色管中，加一定量标准铅溶液，再用水稀释成25 mL，作为甲管。再在甲、乙两管中分别加硫代乙酰胺试液各2 mL，摇匀，放置2 min，同置白纸上，自上向下透视，将乙管中显出的颜色与甲管比较，不得更深。

【含量测定】

照高效液相色谱法（通则0512）测定。

（1）色谱条件与系统适用性试验　用十八烷基硅烷键合硅胶为填充剂；以醋酸铵-高氯酸钠溶液（取醋酸铵4.0 g和高氯酸钠7.0 g，加水1300 mL使溶解，用磷酸调节pH值至2.2）-乙腈（85：15）为流动相；检测波长为294 nm。称取左氧氟沙星对照品、环丙沙星对照品和杂质E对照品各适量，加0.1 mol/L盐酸溶解并稀释，制成每1 mL中约含左氧氟沙星0.1 mg，环丙沙星和杂质E各5 μg的混合溶液。取10 μL注入液相色谱仪，记录色谱图，左氧氟沙星峰的保留时间约为15 min，左氧氟沙星峰与杂质E峰和左氧氟沙星峰与环丙沙星峰之间的分离度应分别大于2.0与2.5。

（2）测定法　取本品约50 mg，精密称定，置50 mL容量瓶中，加0.1 mol/L盐酸溶解并定量稀释至刻度，摇匀，精密量取5 mL，置50 mL容量瓶中，用0.1 mol/L盐酸稀释至刻度，摇匀，作为供试品溶液。精密量取10 μL注入液相色谱仪，记录色谱图。另精密称取左氧氟沙星对照品适量，加0.1 mol/L盐酸溶解并定量稀释，制成每1 mL中含0.1 mg的溶液，同法测定，按外标法以峰面积计算供试品中$C_{18}H_{20}FN_3O_4$的量，即得。

2. 左氧氟沙星片

本品含左氧氟沙星（按$C_{18}H_{20}FN_3O_4$计）应为标示量的90.0%~110.0%。

【性　状】

本品为薄膜衣片，除去包衣后，显白色至淡黄色。

【鉴　别】

（1）取本品细粉适量，加0.1 mol/L盐酸溶解并稀释，制成每1 mL中约含左氧氟沙星（按$C_{18}H_{20}FN_3O_4$计）1 mg的溶液，过滤，取续滤液适量，用流动相稀释制成每1 mL中约含左氧氟沙星（按$C_{18}H_{20}FN_3O_4$计）0.01 mg的溶液，作为供试品溶液；另取氧氟沙星对照品，加

0.1 mol/L 盐酸溶解并稀释,制成每 1 mL 中约含 0.1 mg 的溶液,精密量取适量,用流动相稀释制成每 1 mL 中约含 0.02 mg 的溶液,作为对照品溶液。照左氧氟沙星右氧氟沙星项下的方法试验,供试品溶液主峰的保留时间应与对照品溶液主峰中左氧氟沙星峰(后)的保留时间一致。

(2)取本品细粉适量,加 0.1 mol/L 盐酸溶解并稀释,制成每 1 mL 中含左氧氟沙星(按 $C_{18}H_{20}FN_3O_4$ 计)10 μg 的溶液,过滤,取续滤液,照紫外-可见分光光度法(通则 0401)测定,在 226 nm 和 294 nm 波长处有最大吸收,在 263 nm 波长处有最小吸收。

【检 查】

(1)有关物质 取本品细粉适量,精密称定,加 0.1 mol/L 盐酸溶解并定量稀释,制成每 1 mL 中约含左氧氟沙星(按 $C_{18}H_{20}FN_3O_4$ 计)1.0 mg 的溶液,过滤,取续滤液作为供试品溶液。照左氧氟沙星项下的方法测定,杂质 A(238 nm 检测)按外标法以峰面积计算,不得超过标示量的 0.3%,其他单个杂质(294 nm 检测)峰面积不得大于对照溶液主峰面积的 1.5 倍(0.3%),其他各杂质(294 nm 检测)峰面积的和不得大于对照溶液主峰面积的 3.5 倍(0.7%)。

(2)溶出度 取本品,照溶出度与释放度测定法(通则 0931 第一法),以盐酸(9→1000)900 mL 为溶出介质,转速为 100 r/min,依法操作,经 45 min 后,取溶液 10 mL,过滤,精密量取续滤液适量,用溶出介质定量稀释制成每 1 mL 中约含左氧氟沙星(按 $C_{18}H_{20}FN_3O_4$ 计)5.5 μg 的溶液,照紫外-可见分光光度法(通则 0401),在 294 nm 波长处测定吸光度。另精密称取左氧氟沙星对照品适量,加溶出介质溶解并定量稀释制成每 1 mL 中约含 5.5 μg 的溶液,同法测定,计算每片的溶出量。限度为标示量 80%,应符合规定。

(3)其他 应符合片剂项下有关的各项规定(通则 0101)。

【含量测定】

取本品 10 片,精密称定,研细,精密称取适量(约相当于左氧氟沙星 0.1 g,按 $C_{18}H_{20}FN_3O_4$ 计),置 100 mL 容量瓶中,加 0.1 mol/L 盐酸溶解并稀释至刻度,摇匀,过滤。精密量取续滤液 5 mL,置 50 mL 容量瓶中,用 0.1 mol/L 盐酸稀释至刻度,摇匀,作为供试品溶液,照左氧氟沙星项下的方法测定,即得。

【规 格】

按 $C_{18}H_{20}FN_3O_4$ 计:0.1 g、0.5 g。

三、实验器材和药品

1. 仪器设备

烧杯、比色管、离心分离机、抽滤机、过滤装置、烘箱、研钵、天平、容量瓶、移液管、旋光仪、紫外分光光度计、红外吸收光谱仪、高效液相色谱仪、高效气相色谱仪、铂坩埚、马弗炉等。

2. 试 剂

氧氟沙星对照品、左氧氟沙星对照品、环丙沙星对照品、杂质 E 对照品、甲醇、盐酸、杂质 A 对照品、醋酸铵高氯酸钠溶液、乙腈、硫酸铜 D-苯丙氨酸溶液、氢氧化钠、乙醇、聚乙二醇、丙酮。

四、实验关键参数

（1）含量测定的流动相为醋酸铵-高氯酸钠溶液-乙腈（85∶15）。
（2）气相色谱仪，进样溶液一般是 0.01~10 μL。
（3）旋光度测定一般应在溶液配制后 30 min 内进行测定。

五、实训注意事项

（1）水分测定仪应干燥，并避免空气中水分的侵入；测定应在干燥处进行。
（2）气相色谱仪在操作时一定要先打开气路，再给柱温箱升温，以免烧坏柱温箱。

六、思考题

（1）0.01 mol/L 的盐酸怎么配制？
（2）怎么用外标法计算峰面积？
（3）规格的含义是什么？
（4）pH 值指的是什么？

任务十三　地西泮注射液的质量分析

一、实训目的

（1）通过本次实验，掌握注射剂的检测项目和方法。
（2）了解《中国药典》的主要内容。
（3）熟悉并掌握地西泮注射液的检测方法。

二、实验原理和方案

（一）实验原理

本实验中地西泮注射液质量标准依据《中国药典》（2015 年版）第二部收载的化学药或制剂的质量标准以及第四部制剂通则。

（二）实验方案

1. 地西泮注射液

本品为地西泮的灭菌水溶液。含地西泮（$C_{16}H_{13}ClN_2O$）应为标示量的 90.0%~110.0%。

【性　状】

本品为几乎无色至黄绿色的澄明液体。

【鉴　别】

（1）取本品 2 mL，滴加稀碘化铋钾试液，即生成橙红色沉淀。

（2）在含量测定项下记录的色谱图中，供试品溶液主峰的保留时间应与对照品溶液主峰的保留时间一致。

【检　查】

（1）pH 值　应为 6.0~7.0（通则 0631）。

（2）颜色　取本品，与黄绿色 6 号标准比色液，比色管同置白色背景上，自上向下透，或同置白色背景，平视观察，比较，不得更深（通则 0901 第一法）。

黄绿色 6 号标准比色液：取比色用氯化钴液 1.2 mL、比色用重铬酸钾液 22.8 mL、比色用硫酸铜液 7.2 mL 和水 68.8 mL，混匀，制成标准储备液，再取标准储备液 3.0 mL，加水 7.0 mL，即得。

比色用重铬酸钾液：精密称取在 120 ℃ 干燥至恒重的基准重铬酸钾 0.400 0 g，置 500 mL 容量瓶中，加适量水溶解并释至刻度，摇匀，即得。每 1 mL 溶液中含 0.800 mg $K_2Cr_2O_7$。

比色用硫酸铜液：取硫酸铜约 32.5 g，加适量的盐酸（1→40）溶解，继续加盐酸至成 500 mL，精密量取 10 mL，置碘量瓶中，加水 50 mL、醋酸 4 mL 与碘化钾 2 g。用硫代硫酸钠滴定液（0.1 mol/L）滴定，至近终点时，加淀粉指示液 2 mL，继续滴定至蓝色消失。每 1 mL 硫代硫酸钠滴定液（0.1 mol/L）相当于 24.97 mg 的 $CuSO_4$。根据上述测定结果，在剩余的原溶液中加适量的盐酸（1→40），使每 1 mL 溶液中含 62.4 mg 的 $CuSO_4 \cdot 5H_2O$，即得。

比色用氯化钴液：取氯化钴约 32.5 g，加适量的盐酸（1→40）溶解，继续加盐酸至 500 mL，精密量取 2 mL，置锥形瓶中，加水 200 mL，摇匀，加氨试液至溶液由浅红色转变至绿色后，加醋酸-醋酸钠缓冲液（pH 6.0）10 mL，加热至 60 ℃，再加二甲酚橙指示液 5 滴，用乙二胺四醋酸二钠滴定液（0.05 mol/L）滴定至溶液显黄色。每 1 mL 乙二胺四醋酸二钠滴定液（0.05 mol/L）相当于 11.90 mg 的 $CoCl_2 \cdot 6H_2O$。根据上述测定结果，在剩余的原溶液中加适量的盐酸（1→40），使每 1 mL 溶液中含 59.5 mg 的 $CoCl_2 \cdot 6H_2O$，即得。

（3）有关物质　取本品，用甲醇分别稀释制成每 1 mL 中含 1 mg 的供试品溶液与每 1 mL 中含 5 μg 的对照溶液。照地西泮有关物质项下的方法测定。供试品溶液色谱图中如有杂质峰，各杂质峰面积的和不得大于对照溶液主峰面积（0.5%）。

【装　量】

取供试品 5 支（瓶）。开启时注意避免损失，将内容物分别用相应体积的干燥注射器及注射针头抽净，然后缓慢连续地注入经标化的量入式量筒内（量筒的大小应使待测体积至少占其额定体积的 40%，不排净针头中的液体），在室温下检视，每支（瓶）的装量均不得少于其标示量（通则 0102）。

【无　菌】

照无菌检查法（通则 1101）检查，应符合规定。

【可见异物】

临用前，在暗室需在日光灯（光照度可在 1000~4000 lx 范围内调节）下目视检查，如有可见异物，不得用（通则 0904）。

【不溶性微粒】（通则 0903）

检查包括光阻法和显微计数法。当光阻法测定结果不符合规定时，应采用显微计数法进行测定，并以显微计数法的测定结果作为判定依据。

取供试品至少 4 个，分别按下法测定：用水将容器外壁洗净，小心翻转 20 次，使溶液混合均匀，静置 2 min 或适当时间脱气泡。小心开启容器，直接将供试品容器置于取样器上，开启搅拌或以手缓缓转动，使溶液混匀（避免产生气泡），由仪器直接抽取适量溶液（以不吸入气泡为限），测定并记录数据。弃第一次测定数据，取后续测定数据的平均值作为测定结果。

【含量测定】

照高效液相色谱法（通则 0512）测定。

（1）色谱条件与系统适用性试验　用十八烷基硅烷键合硅胶为填充剂；以甲醇-水（70：30）为流动相；检测波长为 254 nm。理论板数按地西泮峰计算不低于 1500。

（2）测定法　精密量取本品适量（约相当于地西泮 10 mg），置 50 mL 容量瓶中，用甲醇稀释至刻度，摇匀，作为供试品溶液，精密量取 10 μL，注入液相色谱仪，记录色谱图；另取地西泮对照品约 10 mg，精密称定，同法测定。按外标法以峰面积计算，即得。

【规格】

2 mL、10 mg。

三、实验器材和药品

1. 仪器设备

试管、烧杯、比色管、烘箱、天平、容量瓶、移液管、高效液相色谱仪。

2. 试　剂

稀碘化铋钾试液、甲醇、地西泮对照品、黄绿色 6 号标准比色液。

四、实验关键参数

（1）含量测定的流动相为甲醇-水（70：30），检测波长为 254 nm。

（2）装量检测，因装量标示量不大于 2 mL，取供试品 5 支。

（3）不溶性微粒检测取供试品至少 4 个。

五、实训注意事项

（1）不溶性微粒检查的检测环境和用水的微粒应符合要求。
（2）不同检测项目的取样量不同，不要混淆。
（3）pH 值和温度对地西泮注射液颜色有明显影响，因此在检测时要注意 pH 值的测定，并建议在 25 ℃ 以下实验室进行试验。

六、思考题

怎么确定含量检测波长？

任务十四　阿莫西林克拉维酸钾干混悬剂质量分析

一、实训目的

（1）熟悉并掌握等度洗脱和梯度洗脱的操作技能。
（2）了解含量均匀度的检测方法。
（3）了解高效液相色谱仪外标法进行含量计算。

二、实验原理和方案

（一）实验原理

本实验中阿莫西林克拉维酸钾干混悬剂的质量标准依据《中国药典》（2015 年版）第二部收载的化学药或制剂的质量标准以及四部的制剂通则。

（二）实验方案

1. 阿莫西林克拉维酸钾干混悬剂

本品为阿莫西林和克拉维酸钾的混合制剂[阿莫西林（按 $C_{16}H_{19}N_3O_5S$ 计）与克拉维酸（$C_8H_9NO_5$）标示量之比为 4∶1 或 7∶1 或 14∶1]，含阿莫西林（按 $C_{16}H_{19}N_3O_5S$ 计）应为标示量的 90.0%~120.0%，含克拉维酸（$C_8H_9NO_5$）应为标示量的 90.0%~125.0%。

【性　状】

本品为白色至淡黄色粉末或细颗粒；气芳香。

【鉴　别】

（1）取本品 1 包，必要时研细，加 pH 7.0 磷酸盐缓冲液溶解（必要时冰浴超声 10~15 min 助溶），并制成每 1 mL 中约含阿莫西林（按 $C_{16}H_{19}N_3O_5S$ 计）5 mg 的溶液，过滤，取续滤液作为供试品溶液。取阿莫西林对照品与克拉维酸对照品各适量，加 pH 7.0 磷酸盐缓冲液溶解（必要时冰浴超声 10~15 min 助溶，其中克拉维酸待超声后加入），制成每 1 mL 中含阿莫西林

（按 $C_{16}H_{19}N_3O_5S$ 计）和克拉维酸各 5 mg 的溶液，作为对照品溶液。另取阿莫西林对照品、克拉维酸对照品和头孢克洛对照品各适量，加 pH 7.0 磷酸盐缓冲液溶解（必要时冰浴超声 10~15 min 助溶，其中克拉维酸待超声后加入），并稀释，制成每 1 mL 中含阿莫西林（按 $C_{16}H_{19}N_3O_5S$ 计）、克拉维酸和头孢克洛各 5 mg 的混合溶液，作为系统适用性溶液。照薄层色谱法（通则 0502）试验，吸取上述三种溶液各 2 μL，分别点于同一硅胶 GF_{254} 薄层板上，以乙酸乙酯-乙醚-二氯甲烷-甲酸（5∶4∶5∶4）为展开剂，展开，晾干，置紫外光灯（365 nm）下检视。系统适用性溶液应显三个清晰分离的斑点。供试品溶液所显主斑点的位置和荧光应与对照品溶液主斑点的位置和荧光相同。

（2）在含量测定项下记录的色谱图中，供试品溶液两个主峰的保留时间应与对照品溶液两个主峰的保留时间一致。

以上（1）（2）两项可选做一项。

【检　查】

（1）有关物质　取本品的细粉适量，加流动相 A 溶解（必要时冰浴超声 5~10 min 助溶）并稀释，制成每 1 mL 中约含阿莫西林（按 $C_{16}H_{19}N_3O_5S$ 计）2 mg 的溶液，过滤，取续滤液作为供试品溶液；精密量取适量，用流动相 A 定量稀释制成每 1 mL 中含阿莫西林（按 $C_{16}H_{19}N_3O_5S$ 计）40 μg 的溶液，作为对照溶液。照高效液相色谱法（通则 0512）测定，用十八烷基硅烷键合硅胶（A 型）为填充剂；流动相 A 为 0.01 mol/L 磷酸二氢钾溶液（用 2 mol/L 氢氧化钠溶液调节 pH 值至 6.0），流动相 B 为 0.01 mol/L 磷酸二氢钾溶液（用 2 mol/L 氢氧化钠溶液调节 pH 值至 6.0）-乙腈（20∶80）；检测波长为 230 nm。先以流动相 A-流动相 B（98∶2）等度洗脱，待阿莫西林洗脱完毕后立即按表 3-6 进行线性梯度洗脱。阿莫西林峰的保留时间约为 10 min，取阿莫西林克拉维酸系统适用性对照品，加流动相 A 溶解并稀释制成每 1 mL 中约含 2.5 mg 的溶液，取 20 μL 注入液相色谱仪，记录的色谱图应与标准图谱一致。精密量取供试品溶液与对照溶液各 20 μL，分别注入液相色谱仪，记录色谱图。供试品溶液色谱图中如有杂质峰，单个杂质峰面积不得大于对照溶液两个主峰面积和的 1.25 倍（2.5%），各杂质峰面积的和不得大于对照溶液两个主峰面积和的 3.5 倍（7.0%），供试品溶液色谱图中小于对照溶液两个主峰面积和 0.05 倍的峰忽略不计。

表 3-6　线性梯度洗脱

时间/min	流动相 A 体积分数/%	流动相 B 体积分数/%
0	98	2
20	70	30
22	98	2
32	98	2

（2）水分　取本品，研细，照水分测定法（通则 0832 第一法 1）测定，含水分不得超过 5.0%（规格为含 $C_{16}H_{19}N_3O_5S$ 计 0.25 g 或以下）或不得超过 7.0%（规格为含 $C_{16}H_{19}N_3O_5S$ 计 0.6 g）。

（3）含量均匀度　取本品 10 袋，分别测定每一个单剂以标示量为 100 的相对量，求其均值 $\overline{X}$ 和标准差 S，以及标示量与均值之差的绝对值 A。

若 $A+2.2S<L$，则供试品的含量均匀度符合规定；

若 A+S>L，则不符合规定；

若 A+2.2S>L，且 A+S<L，则应另取供试品 20 个复试。

注：L 为规定值，颗粒制剂为 15.0。

步骤：取 10 袋，分别置 500 mL 容量瓶中，用水适量超声使溶解，用水稀释至刻度，摇匀，过滤，精密量取续滤液适量，用水定量稀释制成每 1 mL 中含克拉维酸 0.04 mg 的溶液。照含量测定项下的色谱条件测定克拉维酸的含量，应符合规定（通则 0941）（14∶1 规格）。

（4）溶出度　取本品，照溶出度与释放度测定法（通则 0931 第二法）操作。以水 900 mL 为溶出介质，转速为 75 r/min，经 30 min，取溶液适量，过滤，取续滤液作为供试品溶液；另精密称取阿莫西林对照品与克拉维酸对照品各适量，加水溶解并定量稀释制成与供试品溶液浓度相同的混合溶液，作为对照品溶液。照含量测定项下的方法测定，分别计算每包中阿莫西林（按 $C_{16}H_{19}N_3O_5S$ 计）和克拉维酸的溶出量。限度均为标示量的 80%，均应符合规定。

（5）装量差异　照颗粒剂项下装量差异（通则 0104）检查。

取供试品 10 袋，除去包装，分别精密称定每袋内容物的重量，求出每袋内容物的装量与平均装量。每袋装量与平均装量相比较，按表 3-7 中的规定，超出装量差限度的颗粒剂不得多于 2 袋，并不得有 1 袋超出装量差限度 1 倍。

表 3-7　阿莫西林克拉维酸钾干混悬剂装量差异规定

平均装量或标示装量	装量差异限度
1.0 g 及 1.0 g 以下	±10%
1.0 g 及 1.5 g	±8%
1.5 g 及 6.0 g	±7%
6.0 g 以上	±5%

（6）干燥失重　照干燥失重测定法（通则 0831）检查，减重量不得超过 2.0%。

（7）微生物限度　照非无菌产品微生物限度检查：照微生物计数法（通则 1105）、控制菌检查法（通则 1106）及无菌药品微生物限度标准（通则 1107）检查，应符合规定

【含量测定】

照高效液相色谱法（通则 0512）测定。

（1）色谱条件与系统适用性试验　用十八烷基硅烷键合硅胶为填充剂；以 0.05 mol/L 磷酸二氢钠溶液（取磷酸二氢钠 7.8 g，加水 900 mL 使溶解，用 10%磷酸溶液或氢氧化钠试液调节 pH 值至 4.4±0.1，加水稀释至 1000 mL）-甲醇（95∶5）为流动相；检测波长为 220 nm。取阿莫西林、克拉维酸系统适用性对照品，加流动相溶解并稀释，制成每 1 mL 中含 0.8 mg 的溶液，取 20 μL 注入液相色谱仪，记录的色谱图应与标准图谱一致。

取本品 10 包，精密称定，研细，精密称取适量（约相当于平均装量），加水适量，超声使溶解并定量稀释，制成每 1 mL 中含阿莫西林（按 $C_{16}H_{19}N_3O_5S$ 计）约 0.5 mg 的溶液，过滤，作为供试品溶液，立即精密量取续滤液 20 μL，注入液相色谱仪，记录色谱图；另分别精密称取阿莫西林对照品与克拉维酸对照品各适量，加水溶解并定量稀释制成与供试品溶液浓度相同的混合溶液，作为对照品溶液，同法测定。按外标法以峰面积分别计算供试品中 $C_{16}H_{19}N_3O_5S$ 和 $C_8H_9NO_5$ 的含量。

【规　格】

（1）① 0.15625 g（$C_{16}H_{19}N_3O_5S$　0.125 g 与 $C_8H_9NO_5$　0.03125 g）；
　　　② 0.3125 g（$C_{16}H_{19}N_3O_5S$　0.25 g 与 $C_8H_9NO_5$　0.0625 g）；

（2）0.2285 g（$C_{16}H_{19}N_3O_5S$　0.2 g 与 $C_8H_9NO_5$　0.0285 g）；

（3）0.643 g（$C_{16}H_{19}N_3O_5S$　0.6 g 与 $C_8H_9NO_5$　0.043 g）。

三、实验器材和药品

1. 仪器设备

烧杯、离心分离机、抽滤机、过滤装置、药筛、研钵、烘箱、天平、紫外仪、容量瓶、**移液管**、紫外分光光度计、预制板、喷瓶、超声仪、毛细管、高效液相色谱仪。

2. 试　剂

阿莫西林克拉维酸钾干混悬剂、pH 7.0 磷酸盐缓冲液、阿莫西林对照品、克拉维酸对照品、头孢克洛、硅胶 GF_{254}、乙酸乙酯、乙醚、二氯甲烷、甲酸、乙腈、磷酸二氢钠、甲醇。

四、实验关键参数

（1）溶出度检查的温度是 (37 ± 0.5) ℃。

（2）装量差异：取 10 袋，每袋装量与平均装量相比较，超出装量差限度的颗粒剂不得多于 2 袋，并不得有 1 袋超出装量差限度 1 倍。

（3）要注意有关物质检查的等度洗脱和梯度洗脱的流动及其比例等设置。

（4）含量均匀度检查取规格为 14∶1 的 10 包。

五、实训注意事项

（1）转速、溶出介质、温度都会影响药品溶出度，实验过程中应注意调节。

（2）由于湿度对阿莫西林克拉维酸钾，特别是对克拉维酸钾的影响极大，所以实验过程中要严格控制检测湿度。

（3）为了得到准确的含量分析结果，必须严格控制分析时间，快速处理样品。

六、思考题

（1）什么是外标法？

（2）薄层色谱荧光斑点分离不好，可能有哪些原因？

任务十五　利巴韦林胶囊的质量分析

一、实训目的

（1）进一步熟练高效液相色谱法测定药品的含量。

（2）了解崩解时限的检测方法。
（3）熟悉并掌握利巴韦林胶囊的检测方法。

二、实验原理和方案

（一）实验原理

本实验中利巴韦林胶囊的质量标准依据《中国药典》（2015年版）第二部收载的化学药或制剂的质量标准，以及第四部的制剂通则。

（二）实验方案

1. 利巴韦林胶囊

本品含利巴韦林（$C_8H_{12}N_4O_5$）应为标示量的90.0%~110.0%。

【性　状】

本品内容物为白色或类白色的颗粒或粉末。

【鉴　别】

（1）取本品内容物适量（约相当于利巴韦林0.1 g），加水10 mL使溶解，加氢氧化钠试液5 mL，加热至沸，即发生氨臭，能使湿润的红色石蕊试纸变蓝色。

（2）在含量测定项下记录的色谱图中，供试品溶液主峰的保留时间应与对照品溶液主峰的保留时间一致。

【装量差异】

除另有规定外，取供试品20粒，分别精密称定重量，倾出内容物（不得损失囊壳），囊壳用小刷或其他适宜的用具拭净；再分别精密称定囊壳重量，求出每粒内容物的装量与平均装量。每粒装量应与标示装量比较，按表3-8中的规定，超出装量差异限度的不得多于2粒，并不得有1粒超出限度1倍。

表3-8　利巴韦林胶囊装量差异规定

平均装量或标示装置	装量差异限度
0.30 g以下	±10%
0.3 g及30 g以上	±7.5%（中药±10%）

【崩解时限】

取供试品6粒，按片剂的装置与方法（如漂浮于液面，加挡板），囊应在30 min内全部崩解。

【含量测定】

照高效液相色谱法（通则0512）测定。

（1）色谱条件与系统适用性试验　用磺化交联的苯乙烯-二乙烯基共聚物的氢型阳离子交换树脂为填充剂；以水（用稀硫酸调节 pH 值至 2.5±0.1）为流动相；检测波长为 207 nm，理论板数按利巴韦林峰计算不低于 2000。

（2）测定法　取装量差异项下的内容物，混合均匀，精密称取适量（约相当于利巴韦林 100 mg），加流动相溶解并定量稀释，制成每 1 mL 中含利巴韦林 50 μg 的溶液，摇匀，过滤，取滤液作为供试品溶液。精密量取 20 μL 注入液相色谱仪，记录色谱图；另取利巴韦林对照品适量，同法测定。按外标法以峰面积计算，即得。

【规格】

0.1 g、0.15 g。

三、实验器材和药品

1. 仪器设备

烧杯、加热套、抽滤机、过滤装置、烘箱天平、容量瓶、移液管、高效液相色谱仪。

2. 试　　剂

利巴韦林胶囊、利巴韦林对照品、石蕊试纸、稀硫酸、氢氧化钠试液。

四、实验关键参数

（1）崩解时限检查时，取 6 片，30 min 全部崩解。

（2）装量差异检查，取 20 粒，每粒装量应与标示装量比较，超出装量差异限度的不得多于 2 粒，并不得有 1 粒超出限度 1 倍。

（3）含量测定是检测波长为 207 nm，理论板数按利巴韦林峰计算不低于 2000。

五、实训注意事项

（1）高效液相色谱法测定时，流动相要进行脱气处理，流速要控制在适宜范围。

（2）取样要随机，实验结果才有代表性。

六、思考题

右旋的表示方法是什么？

任务十六　维生素 E 软胶囊的质量分析

一、实训目的

（1）通过本次实验，掌握比旋度的检测方法。

（2）掌握水浴加热回流的方法及减压蒸干法。
（3）熟悉并掌握维生素 E 软胶囊的检测方法。

二、实验原理和方案

（一）实验原理

本实验中维生素 E 软胶囊的质量标准依据《中国药典》(2015 年版)第二部收载的化学药或制剂的质量标准。

（二）实验方案

1. 维生素 E 软胶囊

本品含合成型或天然型维生素 E（$C_{31}H_{52}O_3$）应为标示量的 90.0%~110.0%

【性　状】

本品内容物为淡黄色至黄色的油状液体。

【鉴　别】

（1）取本品的内容物适量（约相当于维生素 E 30 mg），加无水乙醇 10 mL 溶解后，加硝酸 2 mL，摇匀，在 75 ℃ 加热约 15 min，溶液显橙红色。

（2）在含量测定项下记录的色谱图中，供试品溶液主峰的保留时间应与对照品溶液主峰的保留时间一致。

【检　查】

（1）比旋度　避光操作。取本品的内容物适量（约相当于维生素 E 400 mg），精密称定，置 150 mL 具塞圆底烧瓶中，加无水乙醇 25 mL 使溶解，加硫酸乙醇溶液（1→7）20 mL，置水浴上回流 3 h，放冷，用硫酸乙醇溶液（1→72）定量转移至 200 mL 容量瓶中并稀释至刻度，摇匀。精密量取 100 mL，置分液漏斗中，加水 200 mL，用乙醚提取 2 次（75 mL，25 mL），合并乙醚液，加铁氰化钾氢氧化钠溶液[取铁氰化钾 50 g，加氢氧化钠溶液（1→125）溶解并稀释至 500 mL]50 mL，振摇 3 min；取乙醚层，用水洗涤 4 次，每次 50 mL，弃去洗涤液。乙醚液经无水硫酸钠脱水后，置水浴上减压或在氮气流下蒸干至 7~8 mL 时，停止加热。继续挥干乙醚，残渣立即加异辛烷溶解并定量转移至 25 mL 容量瓶中，用异辛烷稀释至刻度，摇匀，依法测定（通则 0621），比旋度（按 D-α-生育酚计，即测得结果除以换算系数 0.911）不得低于+24（天然型）。

（2）有关物质　原料药为维生素 E（合成型）。取本品内容物适量（约相当于维生素 E 25 mg），加正己烷 10 mL，振摇使维生素 E 溶解，过滤，取滤液作为供试品溶液；精密量取 1 mL，置 100 mL 棕色容量瓶中，用正己烷稀释至刻度，摇匀，作为对照溶液。照含量测定项下的色谱条件，精密量取供试品溶液与对照溶液各 1 μL，分别注入气相色谱仪，记录色谱图至主成分峰保留时间的 2 倍。供试品溶液的色谱图中如有杂质峰，α-生育酚（相对保留时间约为 0.87）

峰面积不得大于对照溶液的主峰面积（1.0%），其他单个杂质峰面积不得大于对照溶液主峰面积的 1.5 倍（1.5%），各杂质峰面积的和不得大于对照溶液主峰面积的 2.5 倍（2.5%）。

【装量差异】

取供试品 20 粒，分别精密称定重量，倾出内容物（不得损失囊壳），囊壳用小刷或其他适宜的用具拭净；再分别精密称定囊壳重量，求出每粒内容物的装量与平均装量。每粒装量应与标示装量比较，按表 3-9 中的规定，超出装量差异限度的不得多于 2 粒，并不得有 1 粒超出限度 1 倍。

表 3-9　维生素 E 软胶囊装量差异规定

平均装量或标示装置	装量差异限度
0.30 g 以下	±10%
0.3 g 及 30 g 以上	±7.5%（中药±10%）

【崩解时限】

取供试品 6 粒，按片剂的装置与方法（如漂浮于液面，加挡板），囊应在 30 min 内全部崩解。

【微生物限度】

照非无菌产品微生物限度检查：照微生物计数法（通则 1105）、控制菌检查法（通则 1106）及无菌药品微生物限度标准（通则 1107）检查，应符合规定。

【含量测定】

照气相色谱法（通则 0521）测定。

（1）色谱条件与系统适用性试验　用硅酮（OV-17）为固定液，涂布浓度为 2% 的填充柱，或用 100% 二甲基聚硅氧烷为固定液的毛细管柱；柱温为 265 ℃。理论板数按维生素 E 峰计算不低于 500（填充柱）或 5000（毛细管柱），维生素 E 峰与内标物质峰的分离度应符合要求。

（2）校正因子的测定　取正三十二烷适量，加正己烷溶解并稀释成每 1 mL 中含 1.0 mg 的溶液，作为内标溶液。另取维生素 E 对照品约 20 mg，精密称定，置于棕色具塞瓶中，精密加内标溶液 10 mL，密塞，振摇使溶解，作为对照品溶液，取 1~3 μL 注入气相色谱仪，计算校正因子。

（3）测定法　取装量差异项下的内容物，混合均匀，取适量（约相当于维生素 E 20 mg），精密称定，置于棕色具塞瓶中，精密加内标溶液 10 mL，密塞，振摇使溶解，作为供试品溶液。取 1~3 μL 注入气相色谱仪，测定，计算，即得。

【规格】

5 mg、10 mg、50 mg、100 mg。

三、实验器材和药品

1. 仪器设备

烧杯、加热套、水浴回流装置、分液漏斗、过滤装置、烘箱、旋光仪、减压旋转蒸发仪、天平、棕色容量瓶、移液管、高效气相色谱仪。

2. 试　　剂

维生素 E 软胶囊、无水乙醇、硝酸、乙醚、铁氰化钾氢氧化钠溶液、无水硫酸钠、异辛烷、正己烷、硅酮（OV-17）、维生素 E 对照品。

四、实验关键参数

（1）取 20 粒装量差异检查，超出重量差限度的不得多于 2 片，并不得有一片超出限度的 1 倍。

（2）比旋度是光通过 1 dm 且每 1 mL 含旋光物质 1 g 的溶液的旋光度。

（3）分液漏斗分液后，取上层溶液，减压蒸干。

五、实训注意事项

（1）测量比旋度时，要注意单位的换算。

（2）气相色谱仪在进样过程中，温度设置要正确，温度太低组分汽化不完全，温度太高则引起某些组分分离。

（3）维生素 E 对光敏感，实验过程要选择棕色具塞瓶，避光操作。

六、思考题

（1）维生素 E 是脂溶性还是水溶性？
（2）气相色谱仪对进样有什么要求？
（3）什么是软胶囊？
（4）什么是比旋度？

模块四　　中药材及其制剂的质量分析

任务十七　槐花药材中总黄酮的质量分析

一、实训目的

（1）了解比色法及其进行含量测定的原理。
（2）掌握采用比色法测定槐花药材中总黄酮含量的方法及原理。
（3）熟悉槐花药材的含量测定的方法学验证。

二、实验原理和方案

1. 槐花的成分及鉴别

槐花为豆科落叶乔木植物槐（Sophora japonica L.）的干燥花及花蕾，主产于辽宁、河北、河南等地。夏季花开放或花蕾形成时采收，前者习称为"槐花"（Flos Sophorae），后者习称为"槐米"（Flos Sophorae Immaturus）。采收后除去枝、梗及杂质，及时干燥，生用、炒用或炒炭用。槐花药材的主要有效成分以芦丁（芸香苷）和槲皮素为主，其中芦丁的含量最高，因此槐花药材的鉴别及含量测定均以芦丁为指标成分。

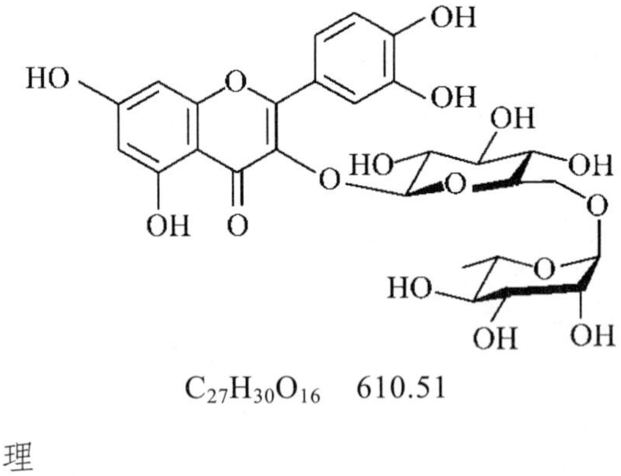

$$C_{27}H_{30}O_{16} \quad 610.51$$

2. 黄酮含量测定原理

比色法（Colorimetry）是通过比较或测量有色物质溶液颜色深度来确定待测组分含量的方法。其原理是基于被测物质溶液的颜色或加入显色剂后生成的有色溶液的颜色，颜色深度和物质含量成正比，根据光被有色溶液吸收的强度，即可测定溶液中物质的含量。常用的比色法有目视比色法和光电比色法，由于目视比色法眼睛观察存在主观误差，准确度较低，光电比色法的使用更为广泛。

黄酮含量测定原理：黄酮类化合物与铝盐在碱性条件下发生配位反应，生成红色的配位化合物，使得最大吸收波长红移至可见光区域，且具有较高的吸收系数。黄酮类与铝盐的配位反应具有定量性，因此可采用比色法测定槐花药材中总黄酮的含量，避免其他非黄酮成分对测定准确度的影响。

3. 实验方案

（1）薄层色谱鉴别

① 供试品溶液的制备　取槐花粉末 0.2 g，置于具塞试管中，加甲醇 5 mL，密塞，振摇 10 min，过滤，取滤液作为供试品溶液。

② 对照品溶液的制备　取芦丁对照品适量，加甲醇制成浓度为 4 mg/mL 的溶液，作为对照品溶液。

③ 测定法　吸取两种溶液各 10 μL，分别点于同一硅胶 G 薄层板上，以乙酸乙酯-甲酸-水（8∶1∶1）为展开剂，展开，取出，晾干，喷以三氯化铝试液，待溶液挥干后，置紫外光灯（365 nm）下检视，供试品色谱中，在与对照品色谱相应的位置上，显相同的颜色的荧光斑点。

（2）总黄酮含量测定

① 对照品溶液的制备　取芦丁对照品 50 mg，精密称定，置于 25 mL 容量瓶中，加甲醇适量，置水浴上微热使溶解，放冷，加甲醇至刻度，摇匀。精密量取 10 mL，置于 100 mL 容量瓶中，加水至刻度，摇匀，即得浓度为 0.2 mg/mL 的芦丁对照品溶液。

② 标准曲线的制备　精密量取对照品溶液 1 mL、2 mL、3 mL、4 mL、5 mL 与 6 mL，分别置于 6 个 25 mL 容量瓶中，各加水至 6.0 mL，精密加 5%亚硝酸钠溶液 1 mL，摇匀，放置 6 min，再加 10%硝酸铝溶液 1.0 mL，摇匀，放置 6 min，加氢氧化钠溶液 10.0 mL，加水稀释至刻度，摇匀，放置 15 min，不加对照品溶液同法配制空白溶液，按照紫外可见分光光度法，在 500 nm 波长处测定各溶液的吸光度，以浓度为横坐标，吸光度为纵坐标，绘制标准曲线。

表 4-1　槐花中黄酮含量测定标准曲线的绘制

浓度 C（mg/mL）	0.000	0.008	0.016	0.024	0.032	0.040	0.048
吸光度 A							

③ 供试品的制备　将槐花药材粉碎，取槐花粗粉约 1 g，精密称定，置于索氏提取器中，加乙醚 120 mL，水浴加热回流至乙醚提取液无色，放冷，弃去乙醚提取液。提取器中再加入甲醇 90 mL，加热回流至甲醇提取液无色，将提取液置于 100 mL 容量瓶中，用少量甲醇洗涤索氏提取器，洗液并入上述 100 mL 容量瓶中，加甲醇稀释至刻度，摇匀。精密量取上述溶液 10 mL，置于 100 mL 容量瓶中，加水稀释至刻度，摇匀，作为供试品溶液。

④ 测定法　精密量取上述溶液 10 mL，置于 100 mL 容量瓶中，加水稀释至刻度，摇匀，作为供试品溶液。精密量取供试品溶液 3 mL，置 25 mL 容量瓶中，按照标准曲线制备项下的方法，自"加水至 6.0 mL"起，同法测定吸光度，由标准曲线计算出供试品溶液中芦丁的重量（μg），即得（表 4-2）。槐花按干燥品计算，含总黄酮以芦丁（$C_{27}H_{30}O_{16}$）计，槐花不得少于 8.0%，槐米不得少于 20.0%。

表 4-2　计算供试品溶液中芦丁的重量

样品浓度 C/（mg/mL）	1	2	3	平均值
吸光度 A				—
浓度 C/（mg/mL）				—
含量/%				

三、实验器材和药品

1. 仪器设备

紫外-可见分光光度计、紫外分析仪、索氏提取器、100 mL 容量瓶、25 mL 容量瓶、10 mL 移液管、超声波清洗器、漏斗、玻璃棒。

2. 试　剂

槐花药材、芦丁对照品、三氯化铝试液、5%亚硝酸钠溶液、10%硝酸铝溶液、氢氧化钠试液、甲醇、乙酸乙酯、甲酸、乙醚。

四、实验关键参数

（1）5%亚硝酸钠溶液：取 2.5 g 亚硝酸钠，加水溶解成 50 mL，摇匀即得。

（2）10%硝酸铝溶液：取 5.0 g 硝酸铝，加水溶解成 50 mL，摇匀即得。

（3）氢氧化钠试液：取氢氧化钠 8.6 g，加水溶成 200 mL，即得。

五、实训注意事项

（1）使用乙醚时，应注意避免明火和误吸。

（2）配制标准系列溶液和测定溶液时，应注意加入试剂剂量的准确和操作步骤的正确。

（3）注意吸收池（比色皿）的正确配对使用，避免错混使用。

（4）结果计算时，注意单位的换算。

六、思考题

（1）芦丁的主要物理性质有哪些？其易溶解于热水还是冷水？

（2）比色法是否适用于其他中药中黄酮含量的测定？可否应用于山楂总黄酮的含量测定？

任务十八　人参的质量分析

一、实训目的

（1）了解人参的主要有效成分的化学、物理性质。

（2）通过实验熟悉和掌握人参的鉴别及含量测定方法。

二、实验原理与方案

人参为五加科植物人参（Panax ginseng C. A. Mey.）的干燥根和根茎。多于秋季采挖，洗净经晒干或烘干。栽培的俗称"园参"；播种在山林野生状态下自然生长的称"林下山参"，习称"籽海"。人参主要产于吉林、辽宁、黑龙江东三省等地。药材以芦长条粗、体丰坚实、支大、腿长者为佳。

人参的主要成分为皂苷类化合物，总皂苷含量占 4% 左右。人参皂苷大多数是白色无定形粉末或无色结晶，味微甘苦，具有吸湿性。人参皂苷易溶于水、甲醇、乙醇，可溶于正丁醇、乙酸、乙酸乙酯，不溶于乙醚、苯等亲脂性有机溶剂。水溶液经振摇后可产生大量的泡沫。人参总皂苷无溶血作用，分离后，B 型和 C 型人参皂苷有显著的溶血作用，而 A 型人参皂苷有抗溶血作用。

人参中除含有皂苷类化合物外，还含有脂溶性成分如挥发油，脂肪、甾体化合物及大量的糖类等，这些成分一般不作为人参的质量分析所用，所以必须除去，方能准确鉴别和含量分析。

本实验以人参为实验药材，采用溶剂法进行初步提取去杂；然后根据皂苷在含水丁醇中有较好的溶解度的性质采用萃取法进行分离制备，而后采用薄层色谱法及液相色谱法分别进行定性鉴别及含量测定。

【性　状】

主根呈纺锤形或圆柱形，长 3~15 cm，直径 1~2 cm。表面灰黄色，上部或全体有疏浅断续的粗横纹及明显的纵皱，下部有支根 2~3 条，并着生多数细长的须根，须根上常有不明显的细小疣状突出。根茎（芦头）长 1~4 cm，直径 0.3~1.5 cm，多拘挛而弯曲，具不定根（艼）和稀疏的凹窝状茎痕（芦碗）。质较硬，断面淡黄白色，显粉性，形成层环纹棕黄色，皮部有黄棕色的点状树脂道及放射状裂隙。香气特异，味微苦、甘。

或主根多与根茎近等长或较短，呈圆柱形、菱角形或人字形，长 1~6 cm。表面灰黄色，具纵皱纹，上部或中下部有环纹。支根多为 2~3 条，须根少而细长，清晰不乱，有较明显的疣状突起。根茎细长，少数粗短，中上部具稀疏或密集而深陷的茎痕。不定根较细，多下垂。

【鉴　别】

（1）本品横切面　木栓层为数列细胞，栓内层窄。韧皮部外侧有裂隙，内侧薄壁细胞排列较紧密，有树脂道散在，内含黄色分泌物。形成层成环。木质部射线宽广，导管单个散在或数个相聚，断续排列成放射状，导管旁偶有非木化的纤维。薄壁细胞含草酸钙簇晶。粉末淡黄白色，树脂道碎片易见，含黄色块状分泌物。草酸钙簇晶直径 20~68 μm，棱角锐尖。木栓细胞表面观类方形或多角形，壁细波状弯曲。网纹导管及梯纹导管直径 10~56 μm。淀粉粒甚多，单粒类球形、半圆形或不规则多角形，直径 4~20 μm，脐点点状或裂缝状；复粒由 2~6 分粒组成。

（2）取本品粉末 1 g，加三氯甲烷 40 mL，加热回流 1 h，弃去三氯甲烷液，药渣挥干溶剂，加水 0.5 mL 搅拌湿润，加水饱和正丁醇 10 mL，超声处理 30 min，吸取上清液，加 3 倍量氨试液，摇匀，放置分层，取上层液蒸干，残渣加甲醇 1 mL 使溶解，作为供试品溶液。另取人参对照药材 1 g，同法制成对照药材溶液。再取人参皂苷 Rb_1 对照品、人参皂苷 Re 对照品、人参皂苷 Rf 对照品及人参皂苷 Rg_1 对照品，加甲醇制成每 1 mL 各含 2 mg 的混合溶液，作为对照品溶液。照薄层色谱法（通则 0502）试验，吸取上述三种溶液各 1~2 μL，分别点于同一硅胶 G 薄层板上，以三氯甲烷-乙酸乙酯-甲醇-水（15：40：22：10）10 ℃ 以下放置的下层溶液为展开剂，展开，取出，晾干，喷以 10%硫酸乙醇溶液，在 105 ℃ 加热至斑点显色清晰，分别供试品色谱中，在与对照药材和对照品色谱相应位置上，分别显相同颜色的斑点或荧光斑点。

【含量测定】

照高效液相色谱法（通则 0512）测定。

（1）色谱条件与系统适用性试验　以十八烷基硅烷键合硅胶为填充剂；以乙腈为流动相 A，以水为流动相 B。按表 4-3 中的规定进行梯度洗脱，检测波长为 203 nm。理论板数按人参皂苷 Rg_1 峰计算就不低于 6000。

表 4-3　梯度洗脱

时间/min	流动相 A 体积分数/%	流动相 B 体积分数/%
0~35	19	81
35~55	19→29	81→71
55~70	29	71
70~100	29→40	71→60

（2）对照品溶液的制备　精密称取人参皂苷 Rg_1 对照品、人参皂苷 Re 对照品及人参皂苷 Rb_1 对照品，加甲醇制成每 1 mL 各含 0.2 mg 的混合溶液，摇匀，即得。

（3）供试品溶液的制备　取本品粉末（过四号筛）约 1 g，精密称定，置索氏提取器中，加三氯甲烷加热回流 3 h，弃去三氯甲烷液，药渣挥干溶剂，连同滤纸筒移入 100 mL 锥形瓶中，精密加水饱和正丁醇 50 mL，密塞，放置过夜，超声处理（功率 250 W，频率 50 kHz）30 min，过滤，弃去初滤液，精密量取续滤液 25 mL，置蒸发皿中蒸干，残渣加甲醇溶解并转移至 5 mL 容量瓶中，加甲醇稀释至刻度，摇匀，过滤，取续滤液，即得。

（4）测定法　分别精密吸取对照品溶液 10 μL 与供试品溶液 10~20 μL，注入液相色谱仪，测定，即得。

本品按干燥品计算，含人参皂苷 Rg_1（$C_{42}H_{72}O_{14}$）和人参皂苷 Re（$C_{48}H_{82}O_{18}$）的总量不得少于 0.30%，人参皂苷 Rb_1（$C_{54}H_{92}O_{23}$）不得少于 0.20%。

三、实验器材和药品

1. 仪器设备

电子天平、紫外分光光度计、5 mL 容量瓶、25 mL 容量瓶、100 mL 锥形瓶、移液管、光学显微镜、液相色谱仪、液相色谱柱、液相进样针、超声振荡仪、薄层板、滤纸、蒸发皿、载玻片、盖玻片。

2. 试　剂

三氯甲烷、氨试液、正丁醇、甲醇、乙酸乙酯、硫酸乙醇、人参皂苷 Rb1 对照品、人参皂苷 Re 对照品、人参皂苷 Rg$_1$ 对照品。

四、实验关键参数

（1）梯度洗脱，又称为梯度淋洗或程序洗脱。在同一个分析周期中，按一定程序不断改变流动相的浓度配比，称为梯度洗脱。从而可以使一个复杂样品中的性质差异较大的组分按各自适宜的容量因子 k 达到良好的分离目的。

（2）进行梯度洗脱可以达到以下目的：

① 缩短分析周期。
② 提高分离能力。
③ 峰型得到改善，很少拖尾。
④ 增加灵敏度，但有时引起基线漂移。

五、注意事项

（1）药物提取时三氯甲烷易于挥发和产生光照作用，应注意使用棕色瓶密封保存，使用后应及时回收处理。

（2）进行液相含量测定时，应注意进样前基线的调平。

六、思考题

（1）人参的主要有效成分是哪类化合物？各种人参皂苷的物理化学性质各是什么？
（2）人参主要成分三萜皂苷可用哪些化学反应进行鉴定？如何与甾体皂苷进行区别？

任务十九　白芍的质量分析

一、实训目的

（1）了解白芍的主要有效成分的化学、物理性质。
（2）通过实验熟悉和掌握白芍总苷的鉴别及含量测定方法。

二、实验原理和方案

本品为毛茛科植物芍药（Paeonia lactiflora Pall.）的干燥根。夏、秋两季采挖，洗净，除去头尾及细根，置沸水中煮后除去外皮或去皮后再煮，晒干。白芍主要产于浙江、安徽、山东、河南、四川等地。药材以根粗长、匀直、质坚实、粉性足、表面洁净者为佳。

白芍主要含有芍药苷（Paeoniflorin）、牡丹酚（Paeonol）、芍药花苷（Paeonin）等有效成分，其功效为养血敛阴、柔肝止痛、平抑肝阳，主要用于月经不调、肝气不和所致的疼痛腹痛、肝阳亢盛所引起的头痛眩晕等方面的疾病，临床使用广泛。该药属于十八反的范畴，不可与藜芦同用。

本实验以白芍为实验药材,采用显微检测和薄层色谱法进行定性鉴别,液相色谱法进行含量测定。

【性　　状】

本品呈圆柱形,平直或稍弯曲,两端平截,长 5~18 cm,直径 1~2.5 cm。表面类白色或淡红棕色,光洁或有纵皱纹及细根痕,偶有残存的棕褐色外皮。质坚实,不易折断,断面较平坦,类白色或微带棕红色,形成层环明显,射线放射状。气微,味微苦、酸。

【鉴　　别】

(1) 本品粉末黄白色。取本品粉末置显微镜下观察:糊化淀粉团块甚多。草酸钙簇晶直径 11~35 μm,存在于薄壁细胞中,常排列成行,或一个细胞中含数个簇晶。具缘纹孔导管及网纹导管直径 20~65 μm。纤维长梭形,直径 15~40 μm,壁厚,微木化,具大的圆形纹孔。

(2) 取本品粉末 0.5 g,加乙醇 10 mL,振摇 5 min,过滤,滤液蒸干,残渣加乙醇 1 mL 使溶解,作为供试溶液。另取芍药苷对照品,加乙醇制成每 1 mL 含 1 mg 溶液,作为对照品溶液。照薄层色谱法(通则 0502)试验,吸取上述两种溶液各 10 μL,分别点于同一硅胶 G 薄层板上,以三氯甲烷-乙酸乙酯-甲醇-甲酸(40:5:10:0.2)为展开剂,展开,取出,晾干,喷以 5%香草醛硫酸溶液,加热至斑点显色清晰。供试品色谱中,在与对照品色谱相应的位置上,显相同的蓝紫色斑点。

【含量测定】

照高效液相色谱法(通则 0512)测定。

(1) 色谱条件与系统适用性试验　用十八烷基硅烷键合硅胶为填充剂,以乙腈-0.1%磷酸溶液(14:86)为流动相,检测波长为 230 nm。理论板数按芍药苷峰计算应不低于 2000。

(2) 对照品溶液的制备　精密称取芍药苷对照品适量,加甲醇制成每 1 mL 含 60 μg 的溶液,即得。

(3) 供试品溶液的制备　取本品中粉约 0.1 g,精密称定,置 50 mL 容量瓶中,加稀乙醇 35 mL,超声处理(功率 240 W,频率 45 kHz)30 min,放冷,加稀乙醇至刻度,摇匀,过滤,取续滤液,即得。

(4) 测定法　分别精密吸取对照品溶液与供试品溶液各 10 μL,注入液相色谱仪,测定,即得。

本品按干燥品计算,含芍药苷($C_{23}H_{28}O_{11}$)不得少于 1.6%。饮片中含芍药苷($C_{23}H_{28}O_{11}$)不得少于 1.2%。

三、实验器材和药品

1. 仪器设备

电子天平、紫外分光光度计、5 mL 容量瓶、25 mL 容量瓶、50 mL 容量瓶、100 mL 锥形瓶、移液管、光学显微镜、液相色谱仪、液相色谱柱、液相进样针、超声振荡仪、薄层板、薄层显色加热板、层析缸、载玻片、盖玻片。

2. 试　剂

三氯甲烷、甲酸、甲醇、乙醇、乙酸乙酯、香草醛、浓硫酸、乙腈、磷酸、芍药苷对照品。

四、实验关键参数

5%香草醛硫酸试液：取香草醛 0.5 g，加硫酸 10 mL 使其溶解，即得。

五、实训注意事项

（1）白芍显微鉴别时，主要鉴别特点是糊化淀粉团块（粒）、薄壁细胞中可见草酸钙结晶以及木纤维少量存在。

（2）使用电子天平时，应注意称量步骤和称定准确。

六、思考题

（1）白芍与赤芍的性状、显微鉴别是什么？它们功效上有啥区别？

（2）香草醛硫酸的显色原理是什么？

任务二十　三黄片的质量分析

一、实训目的

（1）根据本次实验，回顾药物质检的实验内容。

（2）了解《中国药典》的主要内容。

（3）熟悉并掌握三黄片的检测方法。

二、实验原理和方案

1. 药典标准

本次实验中的三黄片标准参考《中国药典》（2015 年版）而来。

2. 三黄片

【处　方】

大黄 300 g，盐酸小檗碱 5 g，黄芩浸膏 21 g。

【制　法】

以上 3 味，黄芩浸膏的制法：取黄芩，加水煎煮 3 次，第一次 1.5 h，第二次 1 h，第三次 40 min，合并煎液，过滤，滤液加盐酸调节 pH 值至 1~2，静置 1 h，取沉淀，用水洗涤使 pH

值至 5~7，烘干，粉碎成细粉。取大黄 150 g，粉碎成细粉。剩余大黄粉碎成粗粉，加水回流提取 3 次，过滤。合并滤液，回收乙醇并减压浓缩至稠膏状，加入大黄细粉、盐酸小檗碱细粉、黄芩浸膏细粉及适量辅料，混匀，制成颗粒，干燥，压制成 1000 片，包糖衣或薄膜衣；或压制 500 片，包薄膜衣，即得。

【性　状】

本品为糖衣片，除去糖衣后显棕色；味苦、微涩。

【鉴　别】

（1）取本品，置显微镜下观察：草酸钙簇晶大，直径 60~140 μm（大黄）。

（2）取本品 5 片，除去糖衣，研细，取 0.25 g，加甲醇 5 mL，超声处理 5 min，过滤，滤液作为供试品溶液。另备小檗碱和大黄的标准品溶液，照薄层色谱法（通则 0502）试验，取上述 3 种溶液各 5 μL，分别点于同一硅胶 G 薄层板上，以环己烷-乙酸乙酯（12∶3）为展开剂，展开，取出，晾干，置紫外光灯（365 nm）下检视。供试品色谱中，在与对照药品色谱相应的位置上，显相同颜色的斑点。

【含量测定】

照高效液相色谱法（通则 0512）测定。

取小檗碱标准品 12.5 mg，加水配制成 25 mL，分别取上述溶液 0.25 mL、1 mL、1.25 mL、2 mL、2.5 mL，置于 25 mL 容量中，瓶定容，依次测在 345 nm 处的吸光度，编号依次是①②③④⑤，绘制出曲线，并得到吸光度与浓度的函数式。然后，取 1 或 2 片配成 25 mL，在 345 nm 下检测紫外吸收。

【规　格】

薄膜衣小片，每片重 0.26 g；薄膜衣大片，每片重 0.52 g。

补充：本实验方案与药典中稍有不同，按照实际操作记录如上。

三、实验器材和药品

1. 仪器设备

加热套、烧杯（中试规模）、离心分离机、抽滤机、加热套（小）、过滤装置、药典筛、研钵、烘箱、压片机、包衣锅、天平、紫外仪、25 mL 容量瓶、移液管、光学显微镜、紫外分光光度计、预制板、纱布、喷瓶、脆碎度检测仪、崩解仪。

2. 试　剂

大黄粉、黄芩粉、盐酸小檗碱（纯品）、淀粉、盐酸、CMC-Na、蒸馏水、70%乙醇、明胶、糖浆、滑石粉、大黄酸和小檗碱标准品溶液、环己烷、乙酸乙酯溶液、甘油、甲醇。

四、实验关键参数

（1）取 100 g 大黄粉提取浸膏，每组称取 3 g，以水为溶剂提取 3 次，且加入水的比例依次为 5∶5∶3（相对于粉的体积）。

（2）提取黄芩粉浸膏，同样以水为溶剂，比例是 5∶5∶3（相对于粉的体积）。

（3）压片，片剂厚度约为 2.5 mm，41 片。

（4）取 6 片做脆碎度检查，1 h 内无片剂碎裂。

（5）取 6 片做硬度检查。

（6）取 20 片做片重差异检查，记录相关数据，求出平均片重、片重差异，并判定是否合格。

（7）显微镜下观察三黄片的菊花样簇晶显微特征。

五、实训注意事项

（1）用黄芩粉提取浸膏（注意浸膏的浓度，比大黄浸膏稀，达到可操作的理想浓度即可）。

（2）片剂的制取过程较上一次更顺利，TLC 鉴别时也是如此，包衣时明胶加热稍多才能喷出，这些都得益于操作中积累的经验，每次实验中遇到的问题和解决的过程都将对以后的实验产生有意义的指导。

六、思考题

（1）《中国药典》（2015 年版）分成几部？每部各收载什么内容？

（2）显微鉴别中，盖盖玻片应注意什么？加入水合氯醛的作用是什么？

（3）片中差异检查中，如果初次检查不合格，应该如何处理？

（4）薄层色谱鉴别中，CMC-Na 溶液常用浓度是多少？配制时应注意哪些问题？

任务二十一　小儿肺热咳喘口服液的质量分析

一、实训目的

（1）了解小儿肺热咳喘口服液的处方组成、制法、性状。

（2）通过实验熟悉和掌握小儿肺热咳喘口服液的鉴别及含量测定方法。

二、实验原理和方案

小儿肺热咳喘口服液由临床经验总结，结合麻杏石甘汤、白虎汤、双黄连等经典名方化裁加减研制而成。该药在儿科临床上使用广泛。其主要的功能主治为清热解毒，宣肺化痰，用于热邪犯于肺卫所致发热、汗出、微恶风寒、咳嗽、痰黄，或兼喘息、口干而渴。

小儿肺热咳喘口服液应按照《中国药典》（2015 年版）通则 0123 项中对口服溶液剂的规定进行质量要求。按照规定，口服溶液剂必须符合以下一些要求：

（1）口服溶液剂的分散节制常用纯化水。

（2）根据需要可加入适宜的附加剂，常见的有防腐剂、矫味剂以及色素等附加剂，其品种和用量应符合国家标准的有关规定，不影响产品的稳定性，并避免对检验产生干扰。

（3）不得有发霉、酸败、变色、异物、产生气体及其他变质现象。

（4）口服溶液剂的含量均匀度等应符合规定。

（5）除有关规定外，应密封，置阴凉处遮光贮存。

（6）除另有规定外，单剂量口服溶液剂的装量规定，取供试品10个（袋、支），分别将内容物倾尽，测定其装量，每个（袋、支）装量不得少于其标示量；多剂量口服液溶液剂照"最低装量检查法"（2015年版药典通则0942）检查，应符合规定。

（7）口服溶液剂微生物限度照"微生物限度检查法"（2015年版药典通则1105~1106）检查，应符合规定。

本次实验中以小儿肺热咳喘口服液成药为实验对象，参照上述质量要求，只做该药品的鉴别及含量测定，鉴别方法分别采用薄层色谱法及液相色谱法进行。

【处　方】

麻黄 50 g、苦杏仁 100 g、石膏 400 g、甘草 50 g、金银花 167 g、连翘 167 g、知母 167 g、黄芩 167 g、板蓝根 167 g、麦冬 167 g、鱼腥草 167 g。

【制　法】

以上11味，石膏加水煎煮 0.5 h，加入麻黄等10味，加水煎煮两次，每次 1 h，合并煎液。过滤，滤液浓缩至相对密度为 1.10~1.15（80 ℃）的清膏，放冷。加乙醇使含醇量达 75%，搅匀，静置 24 h，过滤。滤液回收乙醇并浓缩至相对密度为 1.20~1.25（80 ℃）的清膏，加水至约 1000 mL，搅匀，冷藏（4~7 ℃）96 h，过滤。滤液加入适量的防腐剂和适量的矫味剂，加水至 1000 mL，搅匀，灌装，灭菌，即得。

【性　状】

本品为棕红色的液体；味苦、微甜。

【鉴　别】

（1）取本品 10 mL，加氯化钠饱和水溶液 10 mL，用 10%氢氧化钠溶液调节 pH 值至 12~13，用乙醚振摇提取 2 次，每次 20 mL，合并乙醚提取液，加盐酸乙醇（1→20）溶液 2 mL，低温挥干，残渣立即用甲醇 5 mL 溶解，作为供试品溶液。另取盐酸麻黄碱对照品适量，加甲醇制成每 1 mL 含 0.5 mg 的溶液，作为对照品溶液。照薄层色谱法（通则 0502）试验，吸取上述两种溶液各 3 μL，分别点于同一硅胶 G 薄层板上，以乙醇-浓氨试液（10∶0.5）为展开剂，展开，取出，晾干，喷以茚三酮试液，在 105 ℃ 加热至斑点显色清晰。供试品色谱中，在与对照品色谱相应的位置上，显相同颜色的斑点。

（2）取本品 5 mL，加水 5 mL，摇匀，加稀盐酸调节 pH 值至 1~2，离心 10 min，沉淀备用。分取上清液，用乙酸乙酯 15 mL 振摇提取，乙酸乙酯液蒸干，残渣加乙酸乙酯 1 mL

使溶解，作为供试品溶液Ⅰ。取上述备用沉淀，加乙醇 5 mL 使溶解，作为供试品溶液Ⅱ。再取绿原酸对照品、黄芩苷对照品，分别加乙醇制成每 1 mL 含 1 mg 和 0.3 mg 的溶液，作为对照品溶液。照薄层色谱法（通则 0502）试验，吸取上述 4 种溶液各 1~2 µL，分别点于同一聚酰胺薄膜上，以乙酸乙酯-甲醇-甲酸（8∶1∶1）为展开剂，展开，取出，晾干，置紫外光灯（365 nm）下检视。供试品色谱中，在与两种对照品色谱相应的位置上，分别显相同颜色的荧光斑点。

（3）取本品作为供试品溶液。另取连翘对照药材 0.5 g，加甲醇 10 mL，加热回流 20 min，过滤，滤液作为对照药材溶液。再取连翘苷对照品，加甲醇制成每 1 mL 含 1 mg 的溶液，作为对照品溶液。照薄层色谱法（通则 0502）试验，吸取供试品溶液和对照品溶液各 5 µL、对照药材溶液 10 µL，分别点于同一硅胶 G 薄层板上，以三氯甲烷-甲醇（5∶1）为展开剂，展开，取出，晾干，喷以 10%硫酸乙醇溶液，在 105 °C 加热至斑点显色清晰。供试品色谱中，在与对照药材色谱和对照品色谱相应的位置上，显相同颜色的斑点。

【含量测定】

照高效液相色谱法（通则 0512）测定。

（1）色谱条件与系统适用性试验 以十八烷基硅烷键合硅胶为填充剂；以乙腈-0.2%磷酸溶液（3∶97）为流动相；检测波长为 210 nm。理论板数按盐酸麻黄碱峰计算应不低于 7000。

（2）对照品溶液的制备 取盐酸麻黄碱对照品、盐酸伪麻黄碱对照品适量，精密称定，分别加水制成每 1 mL 含盐酸麻黄碱 30 µL 的溶液和每 1 mL 含盐酸伪麻黄碱 15 µg 的溶液，即得。

（3）供试品溶液的制备 精密量取本品 5 mL，通过 D101 型大孔吸附树脂柱（内径为 1.5 cm，柱高为 13 cm），先后以水 100 mL 和 20%乙醇 75 mL 洗脱，弃去洗脱液，继用 40%乙醇 15 mL、60%乙醇 15 mL 和 80%乙醇 70 mL 洗脱，收集上述洗脱液，浓缩至约 10 mL，用适量 10%乙醇转移至 25 mL 容量瓶中，加 10%乙醇至刻度，摇匀，即得。

（4）测定法 分别精密吸取对照品溶液与供试品溶液各 10 µL，注入液相色谱仪，测定，即得。本品每 1 mL 含麻黄以盐酸麻黄碱（$C_{10}H_{15}NO \cdot HCl$）和盐酸伪麻黄碱（$C_{10}H_{15}NO \cdot HCl$）的总量计，不得少于 0.18 mg。

三、实验器材和药品

1. 仪器设备

电子天平、离心机、加热套、蛇形冷凝管、25 mL 容量瓶、分液漏斗、移液管、薄层板色谱加热器、液相色谱仪、液相色谱柱、液相进样针、超声振荡仪、薄层板、聚酰胺薄膜、玻璃棒、D101 型大孔吸附树脂柱、pH 试纸。

2. 试　剂

氯化钠、10%氢氧化钠、乙醚、甲醇、乙醇、茚三酮、甲酸、氨溶液、盐酸、乙酸乙酯、三氯甲烷、硫酸乙醇、乙腈、磷酸、盐酸麻黄碱对照品、绿原酸对照品、黄芩苷对照品、连翘苷对照品、盐酸麻黄碱对照品、盐酸伪麻黄碱对照品。

四、实验关键参数

1. D101 大孔吸附树脂性能指标（表 4-4）

表 4-4　D101 大孔吸附树脂性能指标

外观	乳白色不透明球状颗粒
粒度（粒径范围 0.3~1.25 mm）/%	≥95
含水量/%	60~75
湿真密度/(g/mL)	1.05~1.15
湿视密度/(g/mL)	0.60~0.70
比表面/(m^2/g)	480~520
平均孔径/nm	25~28
孔隙率/%	42~46
孔容/(mL/g)	1.18~1.24
最高使用温度/°C	150

2. 吸附及解吸（再生）

吸附：吸附操作自上而下（或自下而上）通液，可采用不同流速，以选取最佳条件，一般流速 2~8 BV/h。流出液每间隔一段时间取样检测，达泄漏点停止吸附，或多柱串联达饱和后解吸。

解吸（再生）：解吸剂选择：吸附饱和后的树脂应选用最能溶解吸附质的溶剂进行解吸或洗脱再生。解吸剂沸点要低以便回收处理。典型的解吸剂有甲醇、乙醇、丙酮、二氧六环、苯、甲苯-稀酸、稀碱及有机溶剂与水、酸、碱的混合物，还有混合溶剂。解吸操作自上而下（或自下而上）通解吸剂，单柱吸附时，解吸效果与吸附操作对流为佳。一般流速可控制在 0.5～2 BV/h，解吸剂用量为树脂体积的 2～3 倍。

3. 装　柱

先给树脂柱中加入 1/3 的水，然后将准确量好体积的 D101 树脂用水转移到树脂柱中，再用 70%的乙醇 2 倍树脂体积处理，流速为 1 倍树脂体积，过完醇后用水洗至无醇味即可使用。

五、实训注意事项

（1）在使用乙醚振摇提取时，应注意振摇不要太剧烈，避免液体喷出。

（2）在大孔吸附树脂梯度洗脱时，应注意两点：一是注意上样是流速要慢；二是洗脱顺序依次为浓度由低到高的乙醇水洗脱。

六、思考题

（1）薄层色谱法的基本原理是什么？聚酰胺薄膜层析主要适用于哪类化合物的分析鉴别？

（2）大孔树脂梯度洗脱的原理是什么？为什么要采用浓度由低到高的乙醇水进行洗脱？

模块五　生化药物与生物制品分析

任务二十二　胃蛋白酶及其片剂的质量分析

一、实训目的

（1）掌握生化药物的常用检测方法。
（2）了解《中国药典》有关胃蛋白酶的相关项目规定。
（3）熟悉并掌握胃蛋白酶的质量分析方法，能正确使用紫外分光光度计。

二、实验原理和方案

1. 胃蛋白酶

本品系自猪、羊或牛的胃黏膜中提取制得的胃蛋白酶，能催化水解蛋白质。在试验条件下，胃蛋白酶催化血红蛋白水解生成不被三氯醋酸沉淀的氨基酸，利用水解产物中芳香氨基酸的紫外吸收，直接测定。按干燥品计算，每 1 g 中含胃蛋白酶活力不得少于 3800 单位。

【性　状】

本品为白色至淡黄色的粉末；无霉败臭味；有引湿性；水溶液显酸性反应。

【鉴　别】

取本品的水溶液，加 5%鞣酸或 25%氯化钡溶液，即生成沉淀。

【检　查】

干燥失重：取本品，在 100 ℃ 干燥 4 h，减失重量不得超过 5.0%（通则 0831）。

微生物限度：取本品，照非无菌产品微生物限度检查：微生物计数法（通则 1105）和控制菌检查法（通则 1106）检查。1 g 供试品中需氧菌总数不得超过 5000 cfu，霉菌和酵母菌总数不得超过 100 cfu，不得检出大肠埃希菌。10 g 供试品中不得检出沙门菌。

【效价测定】

对照品溶液的制备：精密称取酪氨酸对照品适量，加盐酸（取 1 mol/L 盐酸 65 mL，加水至 1000 mL）溶解并定量稀释，制成每 1 mL 中含 0.5 mg 的溶液。

供试品溶液的制备：取本品适量，精密称定，加上述盐酸溶解并定量稀释，制成每 1 mL

中含 0.2~0.4 单位的溶液。

测定法：取试管 6 支，其中 3 支各精密加入对照品溶液 1 mL，另 3 支各精密加入供试品溶液 1 mL，置(37±0.5) ℃ 水浴中，保温 5 min。精密加入预热至(37±0.5) ℃ 的血红蛋白试液 5 mL，摇匀，并准确计时，在(37±0.5) ℃ 水浴中反应 10 min，立即精密加入 5%三氯醋酸溶液 5 mL，摇匀，过滤，取续滤液备用。另取试管 2 支，各精密加入血红蛋白试液 5 mL，置(37±0.5) ℃ 水浴中保温 10 min，再精密加入 5%三氯醋酸溶液 5 mL，其中 1 支加供试品溶液 1 mL，另 1 支加上述盐酸 1 mL，摇匀，过滤，取续滤液，分别作为供试品和对照品的空白对照。照紫外-可见分光光度法（药典通则 0401）在 275 nm 波长处测定吸光度，算出平均值 $\overline{A}_s$ 和 $\overline{A}$，按下式计算。

$$每\ 1\ g\ 含胃蛋白酶的量(单位) = \frac{\overline{A} \times W_s \times n}{\overline{A}_s \times W \times 10 \times 181.19} \quad (5\text{-}1)$$

式中　$\overline{A}_s$——对照品的平均吸光度；

　　　$\overline{A}$——供试品的平均吸光度；

　　　W_s——每 1 mL 对照品溶液中含酪氨酸的量，μg；

　　　W——供试品取样量，g；

　　　n——供试品稀释倍数。

在上述条件下，每分钟能催化水解血红蛋白生成 1 μmol 酪氨酸的酶量，为一个蛋白酶活力的单位。

2. 胃蛋白酶片

本品含胃蛋白酶活力不得少于 120 单位。

【性　状】

本品为糖衣片，除去包衣后显微黄色。

【鉴　别】

取本品，适量，加水研磨，使溶解，过滤，滤液照胃蛋白酶项下的鉴别试验，显相同的反应。

【检　查】

微生物限度取本品，照胃蛋白酶项下的方法检查，应符合规定。

【效价测定】

取本品 5 片，置研钵中，加胃蛋白酶效价测定项下的盐酸适量，研磨均匀。全部转移至 250 mL 容量瓶中，用上述盐酸稀释至刻度，摇匀。精密量取适量，用上述盐酸定量稀释，制成每 1 mL 中含 0.2~0.4 单位的溶液，作为供试品溶液，照胃蛋白酶项下的方法测定。

【规　格】

120 单位。

三、实验器材和药品

1. 仪器设备

烘箱、加热套、烧杯（中试规模）、离心分离机、抽滤机、过滤装置、药典筛、研钵、压片机、包衣锅、天平、250 mL 容量瓶、移液管、光学显微镜、纳氏比色管、紫外分光光度计。

2. 试　剂

胃蛋白酶、鞣酸、氯化钡、酪氨酸对照品、盐酸、三氯醋酸、蒸馏水。

四、实验关键参数

（1）干燥失重：取供试品，混合均匀（如为较大的结晶，应先迅速捣碎成 2 mm 以下的小粒），取约 1 g，置与供试品相同条件下干燥至恒重的扁形称量瓶中，精密称定，除另有规定外，在 105 ℃ 干燥至恒重。由减失的重量和取样量计算供试品的干燥失重。

对照品溶液的制备：精密称取酪氨酸对照品 0.05 g，加盐酸（取 1 mol/L 盐酸 65 mL，加水至 1000 mL）溶解并定量稀释至 100 mL，制成 0.5 mg/mL 的溶液。

供试品溶液的制备：取本品适量，精密称定，加上述盐酸溶解并定量稀释，制成每 1 mL 中含 0.2~0.4 单位的溶液。

（2）275 nm 波长处测定吸光度。

（3）各项目按照标准要求依次进行鉴别鉴定，同时严格记录，最后出具质量报告单。

五、实训注意事项

（1）供试品的取样量要适宜，太多或太少都会影响结果。

（2）使用酪氨酸对照品时，应按照租赁保证金要求称量执行。除另有规定外，对照品按干燥品（或无水物）进行计算后使用，否则会造成含量测定结果偏高。

（3）取用样品的药匙应干净清洁，避免引入异物，杜绝交叉污染。使用后的药匙应马上清洗干净。用过之后的样品应立即将原包装整理好并及时放回原处，以免混乱。

（4）除另有规定外，吸收峰波长应在该品种项下规定的波长±2 nm 以内，并以吸光度最大的波长作为测定波长。一般供试品溶液的吸光度读数，以在 0.3~0.7 为宜。

六、思考题

（1）紫外检测的最大吸收波长怎么确定？

（2）生物药物的含量（效价）如何表示？

（3）三氯醋酸的作用是什么？

任务二十三 重组人生长激素及其注射剂的质量分析

一、实训目的

（1）掌握生化药物的检测程序和内容。
（2）了解《中国药典》（2015 年版）有关重组人生长激素的相关规定。
（3）熟悉并掌握人生长激素的检测方法。

二、实验原理和方案

1. 重组人生长激素

重组人生长激素的分子式为 $C_{990}H_{1528}N_{262}O_{300}S_7$。本品为重组技术生产的由 191 个氨基酸残基组成的蛋白质，可加适量赋形剂或稳定剂。每 1 mg 蛋白中含重组人生长素的量应不少于 0.91 mg。每 1 mg 无水重组人生长激素相当于 3.0 单位。

【制法要求】

本品为重组 DNA 技术产品，生产过程应符合《人用重组 DNA 技术产品总论》（三部总论）的要求。

【性　状】

本品为白色冻干粉末。

【鉴　别】

（1）取本品适量，加 0.05 mol/L 三羟甲基氨基甲烷缓冲液（用 1 mol/L 盐酸调节 pH 值至 7.5）并稀释制成每 1 mL 中含重组人生长激素 2 mg 的溶液，为供试品溶液；另取重组人生长激素对照品适量，同法制备，作为对照品溶液。照相关蛋白质检查项下的色谱条件试验，供试品溶液主峰的保留时间应与对照品溶液峰的保留时间一致。

（2）取重组人生长激素对照品，加鉴别（1）项下的缓冲液溶解并稀释制成每 1 mL 中含 2 mg 的溶液，取此液 300 μL、胰蛋白酶溶液[取经 TPCK 处理的胰蛋白酶适量，加鉴别（1）项下并制成每 1 mL 中含 2 mg 的溶液]20 μL 与鉴别（1）项下的缓冲液 30 μL，混匀，置 37°C 水浴中 4 h，立即置-20°C 终止反应，作为对照品溶液；取本品，按对照品溶液的方法制备，作为供试品溶液；另取不加胰蛋白酶溶液的供试品溶液作为空白溶液。照高效液相色谱法（通则 0512）试验，用辛基硅烷键合硅胶为填充剂（5~10 μm）；以 0.1%三氟醋酸溶液为流动相 A，以含 0.1%三氟醋酸的 90%乙腈溶液为流动相 B；流速为 1.0 mL/min；柱温为 35°C；检测波长为 214 nm。按表 5-1 进行梯度洗脱。取空白溶液、对照品溶液和供试品溶液各 100 μL，分别注入液相色谱仪，记录色谱图。扣除空白溶液色谱峰后，供试品溶液的肽图谱应与对照品溶液的肽图谱一致。

表 5-1 梯度洗脱

时间/min	流动相 A 体积分数/%	流动相 B 体积分数/%
0	100	0
20	80	20
45	75	25
70	50	50
75	20	80

（3）在含量测定项下记录的色谱图中，供试品溶液主峰的保留时间应与对照品溶液主峰的保留时间一致。

（4）取本品，加水溶解并稀释制成每 1 mL 中含 1 mg 的溶液，取此溶液 90 μL，加两性电解质 10 μL 和甲基红试液 2 μL，混匀，作为供试品溶液；另取重组人生长激素对照品，同法制备，作为对照品溶液。取对照品溶液和供试品溶液各 10 μL，加至上样孔，照等电聚焦电泳法（通则 0541 第六法）试验，供试品溶液主带位置应与对照品溶液主带位置一致。

【检　查】

（1）总蛋白　取本品适量，精密称定，加磷酸钾缓冲液（取磷酸二氢钾 1.70 g，加水 400 mL 溶解，用 0.1 mol/L 氢氧化钠溶液调节 pH 值至 7.0，用水稀释至 500 mL）溶解并定量稀释成在最大吸收波长处（约 280 nm）吸光度在 0.5~1.0 的溶液，作为供试品溶液。照紫外-可见分光光度法（通则 0401）测定，记录最大吸收波长（约 280 nm）和 320 nm 波长处的吸光度（A_{max} 和 A_{320}），按下式计算供试品溶液中总蛋白的含量，（单位：mg）。

$$\text{总蛋白含量} = V(A_{max} - A_{320})/0.82 \quad (5\text{-}2)$$

式中　V——供试品溶液的体积。

（2）相关蛋白质　取本品适量，加鉴别（1）项下的缓冲液溶解并稀释制成每 1 mL 中含重组人生长激素 2 mg 的溶液，作供试品溶液。照高效液相色谱法（通则 0512）测定，用丁基硅烷键合硅胶为填充剂（5~10 μm）；以鉴别（1）项下的缓冲液-正丙醇（71:29）为流动相，调节流动相中正丙醇比例，使重组人生长激素主峰保留时间为 30~36 min；流速为 0.5 mL/min；柱温为 45°C；检测波长为 220 nm。取主系统适用性溶液[取重组人生长激素对照品，加鉴别（1）项下的缓冲液溶解并稀释制成每 1 mL 中含 2 mg 的溶液，过滤除菌，室温放置 24 h]20 μL，注入液相色谱仪，重组人生白激素主峰与脱氨的重组人生长激素峰之间的分离度应不小于 1.0。重组人生长激素峰的拖尾因子应为 0.9~1.8。取供试品溶液 20 pL，注入液相色谱仪，记录色谱图，按峰面积归一化法计算，总相关蛋白质不得大于 6.0。

（3）高分子蛋白质　取本品适量，照含量测定项下方法检查，除去保留时间大于主峰的其他峰面积，按峰面积归一化法计算，保留时间小于主峰的所有峰面积之和不得大于 4.0%。

（4）水分　取本品，照水分测定法（通则 0832 第一法）测定，含水分不得超过 10.0%。

【含量测定】

照分子排阻色谱法（通则 0514）测定。

（1）色谱条件与系统适用性试验：以适合分离分子量为 5 000~60 000 球状蛋白的亲水改

性硅胶为填充剂；以异丙醇-0.063 mol/L 磷酸盐缓冲液（取无水磷酸氢二钠 5.18 g、磷酸二氢钠 3.65 g，加水 950 mL，用磷酸调节 pH 值至 7.0，用水制成 1000 mL）（3∶97）为流动相；流速为 0.6 mL/min；检测波长为 214 nm。取重组人生长激素单体与二聚体混合物对照品，加 0.025 mol/L 磷酸盐缓冲液（pH7.0）[取 0.063 mol/L 磷酸盐缓冲液（1→2.5）]溶解并稀释，制成每 1 mL 中约含 1.0 mg 的溶液，取 20 μL 注入液相色谱仪，重组人生长激素单体峰与二聚体峰的分离度应符合要求。

（2）测定法：取本品，精密称定，加 0.025 mol/L 磷酸盐缓冲液（pH7.0）溶解并定量稀释制成每 1 mL 中约含 1.0 mg 的溶液，作为供试品溶液，精密量取供试品溶液 20 μL 注入液相色谱仪，记录色谱图；另取重组人生长激素对照品，同法测定。按外标法以峰面积计算，即得。

2. 注射用重组人生长激素

本品为重组人生长激素的无菌冻干品。含重组人生长激素（$C_{990}H_{1528}N_{262}O_{300}S_7$）应为标示量的 90.0%~110.0%。

【性　状】

本品为白色冻干粉末。

【鉴　别】

取本品，照重组人生长激素项下的鉴别（1）（4）项试验，显相同的结果。

【检　查】

（1）酸碱度　取本品，加水溶解并稀释制成每 1 mL 中含 1.6 mg 的溶液，依法测定（通则 0631），pH 值应为 6.5~8.5。

（2）溶液的澄清度与颜色　取本品，加水溶解并稀释制成每 1 mL 中含 1.6 mg 的溶液，依法检查（通则 0901 第一法和通则 0902 第一法），溶液应澄清无色；如显浑浊，与 2 号浊度标准液比较，不得更浓。

（3）相关蛋白质　取本品，照重组人生长激素项下的方法检查，相关蛋白质不得大于 13.0。

（4）高分子蛋白质　取本品，照重组人生长激素项下的方法检查，高分子蛋白质不得超过 6.0。

（5）水分　取本品，照水分测定法（通则 0832 第一法）测定含水分不得超过 3.0。

（6）可见异物　取本品，每瓶加注射用水溶解后，依法检查（通则 0904），不得检出金属屑、玻璃屑、长度或最大粒径超过 2 mm 纤毛和块状物等明显外来的可见异物。

【含量测定】

取本品 5 瓶，分别加入 0.025 mol/L 的磷酸盐缓冲液（pH7.0）适量，使内容物溶解，5 瓶全量混合，摇匀并定量稀释制成每 1 mL 中约含 1.0 mg 的溶液，作为供试品溶液，照重组人生长激素项下的方法测定，即得。

【规　格】

0.8 mg、0.85 mg、1.0 mg、1.2 mg、1.33 mg、1.6 mg、1.7 mg、2.0 mg、3.7 mg、4.0 mg。

三、实验器材和药品

1. 仪器设备

加热套、过滤装置、药典筛、研钵、烘箱、天平、pH 试纸、容量瓶、移液管、加热套、烧杯、高效液相色谱仪。

2. 试　剂

蒸馏水、三羟甲基氨基甲烷、盐酸、重组人生长激素对照品、胰蛋白酶、辛基硅烷键合硅胶、三氟醋酸乙腈、甲基红、磷酸二氢钾、氢氧化钠、正丙醇、无水磷酸氢二钠、磷酸、甲醇。

四、实验关键参数

（1）鉴别项供试品溶液：精密称取本品适量 0.2 g，加 0.05 mol/L 三羟甲基氨基甲烷缓冲液并稀释至 100 mL，制成 2 mg/mL 重组人生长激素溶液。

（2）水分检查：用气相色谱法测定。

（3）相关蛋白质检查项内标溶液：取无水甲醇 15 μL，用 2-丙醇稀释至 100 mL。

供试品溶液：供试品 1.0 mg 混悬于 2-丙醇 0.1 mL 中，振摇 30 min，离心使之澄清，用其上清液。

参比溶液：水 10 μL 加入至内标溶液 50 mL 中。

色谱柱长 1 m，内径 2 mm，填充苯乙烯-二乙烯基苯共聚体，氢气为载气，柱温 120℃，检测器温度 150℃。

（4）含量测定项按标准测定。

五、实训注意事项

（1）含量测定项注入参比溶液次数要适当，至少 3 次。除非主峰面积的相对标准偏差不超过 2.5%，否则试验无效。交替注入供试品溶液和参比溶液。

（2）分子排阻色谱法所需的进样器和检测器同高效液相色谱法。在药物分析中，尤其是分子量或分子量分布测定中，通常采用高效分子排阻色谱法（HPSEC）。应选用与供试品分子大小相适应的色谱柱填充剂。使用的流动相通常为水溶液或缓冲溶液，溶液的 pH 值不宜超出填充剂的耐受力，一般 pH 值在 2~8 范围。流动相中可加入适量的有机溶剂，但不宜过浓，一般不应超过 30%；流速不宜过快，一般为 0.5~1.0 mL/min。

六、思考题

（1）气相色谱仪柱温和检测器温度怎么控制？

（2）磷酸盐缓冲液的作用？

（3）梯度洗脱的目的是什么？
（4）药物水分测定有哪些方法？

任务二十四　胱氨酸及其片剂的质量分析

一、实训目的

（1）通过本实验，了解生物药物质量分析项目和方法。
（2）了解《中国药典》关于生物药物的质量分析规定。
（3）熟悉并掌握胱氨酸含量的检测方法。

二、实验原理和方案

1. 胱氨酸

胱氨酸分子式：$C_6H_{12}N_2O_4S_2$，别名双巯丙氨酸本品为 L-3,3′-二硫双（2-氨基丙酸）。按干燥品计算，含 $C_6H_{12}N_2O_4S_2$ 不得少于 98.5%。

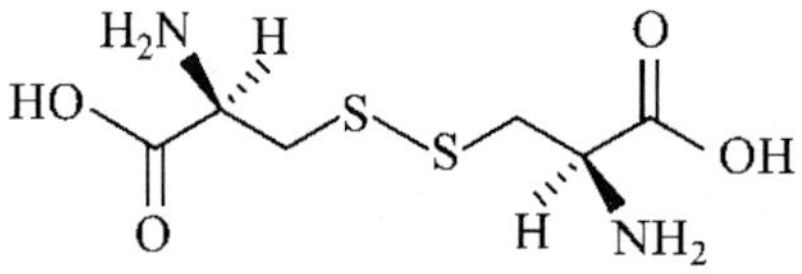

【性　状】

本品为白色结晶或结晶性粉末。本品在水或乙醇中几乎不溶；在稀盐酸或氢氧化钠试液中溶解。容易被乙硫醇、二硫苏糖醇等还原剂还原，还原后二硫键拆开成两个半胱氨酸，加热也会使二硫键断裂。

【鉴　别】

（1）取本品与胱氨酸对照品各适量，分别加 2%氨溶液溶解并稀释制成每 1 mL 中约含 10 mg 的溶液，作为供试品溶液与对照品溶液。照其他氨基酸项下的色谱条件试验，供试品溶液所显主斑点的位置和颜色应与对照品溶液的主斑点相同。
（2）本品的红外光吸收图谱应与对照的图谱（光谱集 1036 图）一致。

【检　查】

（1）酸度　取本品 1.0 g，加水 100 mL，充分振摇，依法测定（通则 0631），pH 值应为 5.0~6.5。
（2）溶液的透光率　取本品 1.0 g，加 1 mol/L 盐酸 20 mL 溶解后，照紫外-可见分光光度法（通则 0401），在 430 nm 波长处测定透光率，不得低于 98.0%。
（3）氯化物　取本品 0.50 g，加稀硝酸 10 mL 溶解后，加水至 50 mL，分取 25 mL，依法检查（通则 0801），与标准氯化钠溶液 5.0 mL 制成的对照液比较，不得更浓（0.02%）。

（4）硫酸盐　取本品 0.70 g，加稀盐酸 5 mL 振摇使溶解，加水至 40 mL，依法检查（通则 0802），与标准硫酸钾溶液 1.4 mL 加稀盐酸 5 mL 制成的对照液比较，不得更浓（0.02%）。

（5）其他氨基酸　取本品适量，加 2%氨溶液溶解并稀释制成每 1 mL 中约含 10 mg 的溶液，作为供试品溶液；精密量取 1 mL，置 200 mL 容量瓶中，用 2%氨溶液稀释至刻度，摇匀，作为对照溶液。另取胱氨酸对照品与盐酸精氨酸对照品各适量，置同一容量瓶加 2%氨溶液溶解并稀释制成每 1 mL 中分别约含胱氨酸 10 mg 和盐酸精氨酸 1 mg 的溶液，作为系统适用性溶液。照薄层色谱法（通则 0502）试验，吸取上述三种溶液各 2 μL，分别点于同一硅胶 G 薄层板上，以异丙醇-浓氨溶液（7∶3）为展开剂，展开，晾干，喷以 0.2%茚三酮的正丁醇-冰醋酸溶液（95∶5），在 80°C 加热至斑点出现，立即检视。对照溶液应显一个清晰的斑点，系统适用性溶液应显两个完全分离的斑点。供试品溶液如显杂质斑点，其颜色与对照溶液的主斑点比较，不得更深（0.5%），且不得超过 1 个。

（6）干燥失重　取本品，在 105°C 干燥 3 h，减失重量不得超过 0.2%（通则 0831）。

（7）炽灼残渣　取本品 1.0 g，依法检查（通则 0841），遗留残渣不得超过 0.1%。

（8）铁盐　取炽灼残渣项下遗留的残渣，加硝酸 1 mL，置水浴上蒸干，加稀盐酸 4 mL，微温溶解后，移至 50 mL 的纳氏比色管中，依法检查（通则 0807），与标准铁溶液 1.0 mL 制成的对照液比较，不得更深（0.001%）。

（9）重金属　取本品 1.0 g，依法检查（通则 0821 第二法），含重金属不得超过百万分之十。

（10）砷盐　取本品 2.0 g，加水 23 mL，再加盐酸 5 mL 溶解后，依法检查（通则 0822 第一法），应符合规定（0.0001%）。

【含量测定】

取本品约 80 mg，精密称定，置碘瓶中，加氢氧化钠试液 2 mL 与水 10 mL 振摇溶解后加溴化钾溶液（20→100）10 mL，精密加入溴酸钾滴定液（0.016 67 mol/L）50 mL 和稀盐酸 15 mL，密塞，置冰浴中暗处放置 10 min。加碘化钾 1.5 g，摇匀 1 min 后，用硫代硫酸钠滴定液（0.1 mol/L）滴定至近终点时，加淀粉指示剂 2 mL，继续滴定至蓝色消失，并将滴定结果用空白试验校正。每 1 mL 溴酸钾滴定液（0.016 67 mol/L）相当于 2.403 mg 的 $C_6H_{12}N_2O_4S_2$。

2. 胱氨酸片

本品含胱氨酸（$C_6H_{12}N_2O_4S_2$）应为标示量的 90.0%~110.0%。

【性　状】

本品为白色片。

【鉴　别】

（1）取本品 2 片，研细，取细粉适量（约相当于胱氨酸 2 mg），加 2%醋酸钠溶液 3 mL 与茚三酮约 1 mg，加热溶液显蓝紫色。

（2）取本品的细粉适量（约相当于胱氨酸 100 mg），置 10 mL 容量瓶中，加 12%氨溶液适量使胱氨酸溶解并稀释至刻度，过滤。取续滤液，照胱氨酸项下的鉴别（1）项试验，显相同的结果。

【检　查】

应符合片剂项下有关的各项规定（通则0101）。

【含量测定】

取本品20片，精密称定，研细，精密称取适量约相当于胱氨酸80 mg），照胱氨酸含量测定项下的方法测定，即得。

【规　格】

25 mg、50 mg。

三、实验器材和药品

1. 仪器设备

红外光谱仪、薄层板、层析缸、毛细管、分析天平、离心机、超声波清洗器、恒温水浴锅、烧杯、微量注射器；离心管、移液管、容量瓶、量筒、紫外-可见分光光度计、碘瓶、滴定管、纳氏比色管。

2. 试　剂

胱氨酸、蒸馏水、2%醋酸钠溶液、茚三酮、氨溶液、硫代硫酸钠、碘化钾、淀粉指示剂、溴酸钾、溴化钾、氢氧化钠、稀盐酸、异丙醇、硅胶、正丁醇、冰醋酸、硝酸。

四、实验关键参数

（1）鉴别　准确称取本品1 g，加2%氨溶液溶解并稀释至100 mL，制成每1 mL中约含10 mg的溶液，作为供试品溶液。精密量取1 mL，置200 mL容量瓶中，用2%氨溶液稀释至刻度，摇匀，作为对照溶液。吸取上述两种溶液各2 μL，分别点于同一硅胶G薄层板上，以异丙醇-浓氨溶液（7∶3）为展开剂，展开，晾干，喷以0.2%茚三酮的正丁醇-冰醋酸溶液（95∶5），在80℃加热至斑点出现，立即检视。

（2）其他氨基酸检查照标准方法操作。

（3）含量测定项要进行空白实验。

（4）铁盐检查。

五、实训注意事项

（1）薄层色谱鉴别中，展开剂的配制比例要准确，注意盖盖子。

（2）使用氨溶液和浓盐酸在通风橱中进行。

（3）滴定操作要控制好速度。

六、思考题

（1）薄层色谱鉴别中，CMC-Na 溶液常用浓度是多少？配制时应注意哪些问题？
（2）含量测定结果怎么计算，公式推导？
（3）标准铁溶液用什么药品配制？

模块六 体内药物分析任务

任务二十五 兔血浆中茶碱的紫外光谱法测定

一、实训目的

（1）通过本次实验，了解血清样品的检测方法。
（2）了解血样收集方法及血清样品的一般处理方法。
（3）熟悉并掌握紫外分光光度法测茶碱的原理及仪器操作。

二、实验原理和方案

本品为 1,3-二甲基-3,7-二氢-1H-嘌呤-2,6-二酮一水合物或无水物。

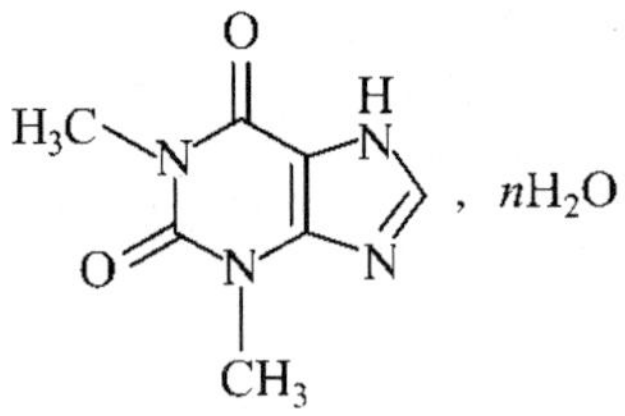

$$N = 0，C_7H_8N_4O_2，M = 180.17；n = 1，C_7H_8N_4O_2 \cdot H_2O，M = 198.18$$

按干燥品计算，含无水茶碱（$C_7H_8N_4O_2$）不得少于 99.0%。茶碱是一弱酸性物质，在 274~276 nm 波长处有最大吸收。

【性　状】

本品为白色结晶性粉末；无臭。

本品在乙醇或三氯甲烷中微溶，在水中极微溶解，在乙醚中几乎不溶；在氢氧化钾溶液或氨溶液中易溶。

【含量测定】

（1）茶碱标准液的配制　精密称取茶碱标准品 5.0 mg，加蒸馏水 0.2 mL，再加入 0.1 mol/L 的氢氧化钠溶液于 10 mL 容量瓶中，得到浓度为 0.5 μg/μL 的茶碱标准溶液。

（2）样品处理方法　分离血清，吸取 0.5 mL 置离心管中，加 0.1 mol/L 盐酸 0.2 mL，精密加入氯仿-异丙醇（95∶5）溶液 5 mL，振摇混合，离心（2500 r/min）10 min。吸取氯仿液（下层）4.0 mL 置另一离心管中，加入 0.1 mol/L 氢氧化钠溶液 4.0 mL，振摇混合，离心（2500 r/min）10 min，吸取碱液（上层）3.0~3.5 mL 供测定用。

三、实验器材和药品

1. 仪器设备

UV1801 紫外分光光度计、旋涡混合器、离心分离机、离心管、烧杯、天平、容量瓶、移液管。

2. 试　剂

茶碱标准品、氯仿、异丙醇、氢氧化钠、浓盐酸均为 AR 级，混合血清、蒸馏水。

四、实验关键参数

（1）经测定，空白血清在 274 nm 与 298 nm 处的吸收基本相等，同时 $\Delta A = A_{274} - A_{298}$，与血清中茶碱有良好的线性关系，因此用双波长紫外分光光度法测定血中茶碱浓度，可消除空白血清的干扰。

（2）标准曲线制备　取茶碱标准液 10、15、20、30、40、50 μL 于 10 mL 容量瓶中，用 0.1 mol/L 的氢氧化钠溶液定容至 10 mL，以 3.3 mL 蒸馏水加 0.1 mol/L 的氢氧化钠定容至 10 mL 为空白，测定各准备液的 $A_{274} - A_{298}$。

（3）茶碱在血清中标准曲线的制备　取茶碱标准液 5.0、7.5、10.0、15.0、20.0、25.0 μL 于 10 mL 容量瓶中，加入空白血清 0.5 mL，混匀，使其浓度为 0.5、0.75、1.0、1.5、2.0、2.5 μg/mL，以 0.1 mol/L 的氢氧化钠 4 mL 加 2 mL 蒸馏水为参比，测定 $A_{274} - A_{298}$。

（4）提取回收率测试　取空白血清加入茶碱标准液，浓度分别为 0.5、0.75、1.0、1.5、2.0、2.5 μg/mL，按 2 项下操作，将所测得的 A 值代入茶碱在血清中的标准曲线，换算成浓度 C，与标示浓度相比较，得各浓度的提取回收率。

五、实训注意事项

（1）目前血药浓度的测定普遍采用 TDX 和 HPLC 法，这两种方法精确、灵敏、专属性强，但仪器价格昂贵，样品测定成本高。双波长分光光度法虽然测定精密度、灵敏度、专属性方面不及上述两种方法，但由于仪器较便宜，试剂价格低廉，只要操作细致仍能达到测定要求，因而在基层医院得到广泛应用。

（2）兔子采血时要在同一伤口处，将兔耳低于心脏，并及时止血。

（3）分离血清时，要把血液放置待凝后，离心取血清，要静置足够长的时间。

（4）离心机使用可适当提高转速，并保证配平。

（5）当溶液的 pH 值对测定结果有影响时，应将供试品溶液的 pH 值和对照品溶液的 pH 值调成一致。

六、思考题

（1）临床医疗检测的范围有哪些，临床药物检测有些什么常用的方法？

（2）分离血清时应注意哪些问题？

（3）紫外分光光度法含量测定一般有哪几种方法？

任务二十六　高效液相色谱-荧光法测定人尿液中氧氟沙星的浓度

一、实训目的

（1）掌握氧氟沙星尿液样品的收集、处理方法和尿药累积排泄率的计算方法。
（2）熟悉氧氟沙星尿液样品的预处理方法好测定步骤。

二、实验原理和方案

本品为(±)-9-氟-2,3-二氢-3-甲基-10-(4-甲基-1-哌嗪基)-7-氧代-7H-吡啶并[1,2,3-de]-1,4-苯并噁嗪-6-羧酸。按干燥品计算，含 $C_{18}H_{20}FN_3O_4$ 不得少于 97.5%。

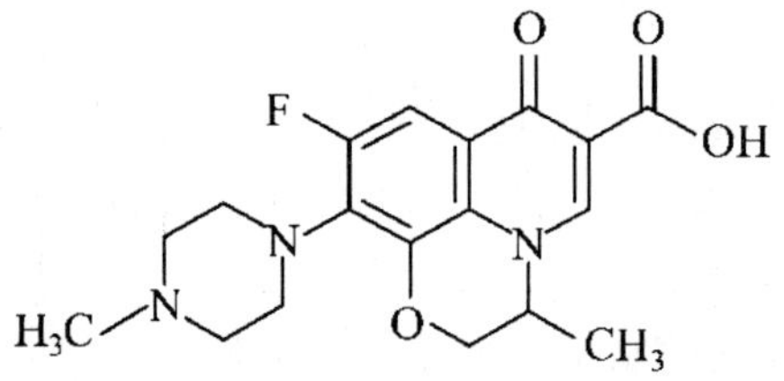

尿液中药物浓度的测定可以计算药物的排泄量及排泄率，在某些缺乏严密医护条件不便于对给药对象多次采血情况下，尿药排泄数据可以用来求算药动学参数；一般抗菌药物很容易通过尿液以原形药物形式排出体外，可以表征当时体内的药量。氧氟沙星具有长共轭刚性结构，可以采用荧光检测器检测，由于体内内源性物质能够产生荧光的可能性很小，因此，荧光检测可以有效地减小内源性物质的干扰，同时增加检测灵敏度，适应了体内药物分析干扰多、含量低的特点。

氧氟沙星具有酸碱两性，在水溶液中发生解离，因此选择偏酸性的色谱条件可以有效地抑制其拖尾或者色谱峰对称性差的缺点，获得较好的色谱分离效果。由于尿液中其浓度较大，可以采用直接稀释后离心的前处理手段，以获得适合于色谱分析的样品。

【性　状】

本品为白色至微黄色结晶性粉末；无臭；遇光渐变色。
本品在三氯甲烷中略溶，在水或甲醇中微溶或极微溶解；在冰醋酸或氢氧化钠试液中易溶，在 0.1 mol/L 盐酸中溶解。

【含量测定】

照高效液相色谱-荧光法测定。

三、实验器材和药品

1. 仪器设备

高效液相色谱仪-荧光检测器、分析天平、离心机、超声波清洗器、恒温水浴锅、涡旋混合器、微量注射器、离心管、微量移液器、容量瓶、量筒。

2. 试　剂

氧氟沙星片（每片 0.1 g）、氧氟沙星对照品、环丙沙星对照品、甲酸、三氯乙酸、乙腈、甲醇、二次蒸馏水。

四、实验关键参数

（1）生物样品采集与保存（给药与收集尿液）　健康志愿受试者隔夜、禁食 10 h，收集给药前的尿液作为空白对照；于实验当日晨单次空腹口服氧氟沙星片 1 片（每片 0.1 g），200 mL 温开水送服。实验 2 h 后可适量饮水，4 h 后进统一清淡午餐，分段收集给药后 0~2 h、2~4 h、4~8 h、8~12 h 和 12~24 h 尿液，准确测量体积，过滤，于-20 ℃ 冷冻保存，待测。

（2）对照品溶液制备

① 氧氟沙星标准溶液　精密称取氧氟沙星对照品 10 mg，置 100 mL 容量瓶中，用乙腈溶解，并稀释制成每 1 mL 含 100 μg 的标准储备液，精密量取氧氟沙星标准储备液适量，用水稀释制成浓度分别为 100、200、500、1000、2000、3000 和 4000 ng/mL 的氧氟沙星标准系列溶液。

② 环丙沙星内标溶液　精密称取环丙沙星对照品 10 mg，置 100 mL 容量瓶中，用水溶解，并定量稀释成每 1 mL 含 100 μg 的储备溶液；精密量取该溶液 1 mL 置 100 mL 容量瓶中，用水稀释至刻度，配成 1.0 μg/mL 的标准溶液。

以上溶液均在 4 ℃ 条件下冷藏。

（3）尿液样品前处理　取冷冻的尿液样品，在 37 ℃ 水浴下解冻，经适当稀释后，精密吸取 500 μL，置 2 mL 具塞离心管中，精密加入环丙沙星内标溶液 50 μL，再加入 10%三氯乙酸 200 μL，混匀后高速离心，取上清液 20 μL 进样分析。

（4）氧氟沙星尿药浓度测定

① 色谱条件与系统适用性试验　用十八烷基硅烷键合硅胶为填充剂；流动相乙腈-甲醇-甲酸-水（6∶12∶0.5∶81.5）；流速 1.0 mL/min。检测波长：激发波长（E_x）= 278 nm，发射波长（E_m）= 445 nm。取空白尿液样品，按"标准曲线"项下标准尿液样 100 ng/mL 分别测定，氧氟沙星与环丙沙星的分离度应符合规定，理论板数按氧氟沙星峰计算应不低于 3000；空白尿液样品色谱中，在氧氟沙星与内标位置应没有干扰峰。

② 测定法　取得含药尿液样品，按照"尿液样品前处理"步骤操作后进样分析，记录色谱图，按内标法，用标准曲线计算即得。

尿药累积排泄率的计算：

$$排泄率(\%) = C \times V \times D / S \times 100\% \tag{6-1}$$

式中　C——测得的一段时间内的尿药浓度，ng/mL；

　　　V——收集的尿液体积，mL；

　　　D——尿样的稀释倍数；

　　　S——口服氧氟沙星的量，ng。

五、实训注意事项

（1）尿液样品中细菌较多，收集的尿液样品若不立即测定，应放置在-20 ℃冷冻保存，测定前解冻。

（2）抗菌药肾排泄较多，因此尿液中的氧氟沙星浓度较大，为了适应色谱分析需要，将尿液进行逐级稀释，因此需要考察尿液稀释对定量准确度的影响，进行稀释效应的评价。凡是测定样品高出标准曲线上限，均应用相同的生物基质进行稀释，并考察稀释效应。

（3）所用玻璃仪器均应以洗液洗涤，不得用肥皂或洗衣粉，以防带入荧光干扰物。

六、思考题

（1）荧光检测器测定氧氟沙星的原理是什么？荧光检测器的特点是什么？

（2）尿样是如何收集和保存的？如何评价氧氟沙星在尿中的排泄情况？

（3）尿中药物浓度的测定主要用于哪些方面的研究？

（4）荧光检测器与紫外检测器相比有何优点？在测定时应注意哪些条件？

任务二十七　犬血浆中阿司匹林代谢产物水杨酸的高效液相色谱法测定

一、实训目的

（1）掌握高效液相色谱仪的基本操作。

（2）了解《中国药典》的有关水杨酸的内容。

（3）熟悉并掌握血浆中水杨酸的高效液相色谱测定法。

二、实验原理和方案

1. 药典标准

水杨酸被收载于《中国药典》第二部107页。水杨酸是一种脂溶性的有机酸。水杨酸（阿司匹林以及多种止痛药成分）在临床试验上用来降低糖尿病患者长期并发心脏病的风险。其性状如下：本品为白色细微的针状结晶或白色结晶性粉末；无臭或几乎无臭；水溶液显酸性反应。溶解性如下：在乙醇或乙醚中易溶，在沸水中溶解，在三氯甲烷中略溶，在水中微溶。熔点：本品的熔点（通则0612）为158~161 ℃。

$C_7H_6O_3$　138.12

2. 色谱条件及样品处理

【色谱条件】

按照《中国药典》要求选择选择反相色谱柱，以十八烷基硅烷键合硅胶作为填充剂；以甲醇-水-冰醋酸（60∶40∶1）为流动相；检查波长采用 270 nm；流速 1.2 mL/min。

【血浆样品的处理方法】

精密移取犬血浆 0.5 mL 于 10 mL 离心管内，加入 100 μL 磷酸，混匀后加入 2.5 mL 乙醚，涡旋提取 3 min，4000 r/min 离心 10 min，取上清液 2.0 mL，37 ℃ 水浴中氮气流吹干。残留物用 100 μL 流动相溶解待测。

【测定及数据处理】

精密量取 0.5 g 水杨酸标准品，置于 50 mL 容量瓶中，用流动相稀释至刻度，摇匀。再精密量取 1 mL，置于 10 mL 容量瓶中，用流动相稀释至刻度，摇匀，作为对照溶液。取 4-羟基苯甲酸、4-羟基间苯二甲酸与苯酚标准对照品各适量，加流动相溶解并稀释制成每 1 mL 中分别约含 4-羟基苯甲酸 5 μg、4-羟基间苯二甲酸 2.5 μg 与苯酚 1 μg 的混合溶液，作为对照品溶液。精密量取对照品溶液、样品溶液与对照溶液各 20 μL，分别注入液相色谱仪，记录色谱图至主成分峰保留时间的 2 倍。

可采用内标法的方式计算犬血浆中水杨酸的含量：

$$f = (A_s/m_s)/(A_r/m_r) \tag{6-2}$$

式中　A_s，A_r——上述对照品溶液（视为内标物）和上述对照溶液的峰面积或峰高；

　　　m_s 和 m_r——加入内标物和对照溶液水杨酸的量。

再取各品种项下含有内标物的待测组分溶液进样，记录色谱图，再根据含内标物的待测组分溶液色谱峰响应值，计算犬血浆中水杨酸含量（m_i）：

$$m_i = f \times A_i/(A_s/m_s)$$

式中　A_i，A_s——样品和内标物的峰面积或峰高；

　　　m_s——加入内标物的量。

【回收率计算】

分别精密吸取水杨酸标准溶液适量，加入空白血浆制备浓度分别为 1、4、8 μg·mL 的血浆样品，按照前述步骤处理检，记录峰面积大小，带入内标法公式计算出测得含量，计算回收率。

三、实验器材和药品

1. 仪器设备

高效液相系统、具塞离心管、旋涡振荡器、氮吹仪、烧杯、采血器。

2. 试　剂

蒸馏水、空白血浆、甲醇、冰醋酸、水杨酸标准试剂、4-羟基苯甲酸、4-羟基间苯二甲酸、苯酚。

四、实验关键参数

（1）流动相成分及比例：甲醇-水-冰醋酸（60∶40∶1）。

（2）记录时长为保留时间的 2 倍，保留时间指被分离样品组分从进样开始到柱后出现该组分浓度极大值时的时间，也即从进样开始到出现某组分色谱峰的顶点时为止所经历的时间，称为此组分的保留时间，用 RT 表示，常以分（min）为时间单位。

五、实训注意事项

样品溶液色谱图中如有与对照品溶液中保留时间一致的色谱峰，按外标法以峰面积计算：4-羟基苯甲酸不得超过 0.1%，4-羟基间苯二甲酸不得超过 0.05%，苯酚不得超过 0.02%；其他单个杂质峰面积不得大于对照溶液主峰面积的 0.25 倍（0.05%）；各杂质峰面积的和不得大于对照溶液的主峰面积（0.2%）。

六、思考题

（1）在犬血浆样品处理的时候加入磷酸和乙醚的目的是什么？
（2）什么是反向色谱？

任务二十八　固相萃取-高效液相色谱法测定血浆中替硝唑浓度

一、实训目的

（1）了解固相萃取、高效液相色谱联用的优点。
（2）了解《中国药典》的有关替硝唑的内容。
（3）熟悉并掌握固相萃取-高效液相色谱仪的使用。

二、实验原理和方案

1. 药典标准

替硝唑收载于《中国药典》第二部 1257 页，其化学式为 2-甲基-1-[2-(乙基磺酰基)乙基]-5-硝基-1H 咪唑。临床上主要用于治疗肠道和肠外阿米巴病及厌氧菌感染。其物理性质如下：替硝唑外观为白色至淡黄色结晶或结晶性粉末；在丙酮或三氯甲烷中溶解，在水或乙醇中微溶。本品的熔点（通则 0612）为 125~129℃。吸收系数：取本品，精密称定，加水溶解并定量稀释制成每 1 mL 中约含 12% 的溶液，照紫外-可见分光光度法（通则 0401），在 317 nm 波长处测定吸光度，吸收系数（$E_{1\,cm}^{1\%}$）为 352~378。

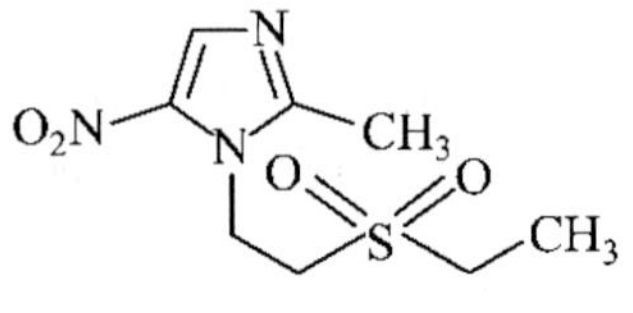

$C_8H_{13}N_3O_4S$　247.28

2. 色谱条件及样品处理

【色谱条件】

按照《中国药典》要求选择选择反相色谱柱，用十八烷基硅烷键合硅胶为填充剂；以 0.05 mol/L 磷酸二氢钾溶液（用磷酸调节 pH 值至 3.5）-甲醇（80∶20）为流动相；检测波长为 310 nm；速为 1 mL/min。理论板数按替硝唑峰计算不低于 2000，替硝唑峰与相邻杂质峰的分离度应符合要求。

【对照溶液配制】

精密称取替硝唑标准品 10 mg，置于 100 mL 容量瓶中，加蒸馏水稀释至刻度，配制成 100 mg/L 对照品溶液，于 4 ℃下避光保存。

【血浆样品的处理方法】

取血浆样品 0.2 mL，涡旋振荡 10 s 后，置活化的固相萃取柱上。先用 1 mL 水冲洗，再用 1 mL 90%甲醇淋洗，然后用 20%冰醋酸-甲醇溶液 2 mL 上柱洗脱。收集洗脱液于 60 ℃水浴中用氮气吹干后，用 0.5 mL 流动相溶液溶解，待测。

【标准曲线的制备】

放入替硝唑标准品，加入空白血浆，使替硝唑的血浆浓度分别为 0.5、1、2、5、10、20、50 mg/L，按上条所述方法处理。注入液相色谱仪，以测得的峰面积为 x 轴，已知的替硝唑含量为 y 轴，绘制标准曲线。

【测定及数据处理】

精密量血浆样品溶液与对照溶液各 20 μL，分别注入液相色谱仪，记录色谱图至主成分峰保留时间的 2 倍。记录实验结果。

【回收率计算】

取空白血浆加入已知量替硝唑标准品，依次配制低、中、高浓度（1、10、50 mg/L）的血浆样品，按前述方法处理测定后，将峰面积带入标准曲线计算回收率。

三、实验器材和药品

1. 仪器设备

高效液相系统、固相萃取柱、具塞离心管、旋涡振荡器、氮吹仪、电子天平。

2. 试　剂

空白血浆、磷酸二氢钾、甲醇、磷酸、冰醋酸、替硝唑标准品。

四、实验关键参数

（1）流动相成分及比例：磷酸二氢钾-甲醇（80∶20）。

(2)检测波长按照《中国药典》取 310 nm。
(3)进样速度为 1 mL/min。
(4)记录时长为保留时间的 2 倍。保留时间指被分离样品组分从进样开始到柱后出现该组分浓度极大值时的时间,也即从进样开始到出现某组分色谱峰的顶点时为止所经历的时间,称为此组分的保留时间,用 RT 表示,常以分(min)为时间单位。

五、实训注意事项

血浆样品的色谱图中如有杂质峰,单个杂质峰面积不得大于对照溶液主峰面积的 0.5 倍(0.5%),各杂质峰面积的和不得大于对照溶液的主峰面积(1.0%)。

六、思考题

(1)固相萃取的原理是什么?
(2)在血浆样品处理的时候为何加入磷酸保持酸度?
(3)固相萃取与高效液相色谱联用有什么优势?

任务二十九　血浆中乙醇的气相色谱法测定

一、实训目的

(1)了解气相色谱法的原理。
(2)了解《中国药典》中有关乙醇的内容。
(3)熟悉并掌握气相色谱仪的使用方法。

二、实验原理和方案

1. 药典标准

乙醇被收载于《中国药典》第二部 13 页。其为无色澄清液体;微有特臭,味灼烈;易挥发,易燃烧,燃烧时显淡蓝色火焰;加热至约 78 ℃ 即沸腾;与水、甘油、三氯甲烷或乙醚能任意混溶。本品的相对密度(附录ⅥA)不大于 0.8129,相当于含 C_2H_6O 不少于 95.0%(mL/mL)。乙醇的用途很广:可用乙醇制造醋酸、饮料、香精、染料、燃料等;医疗上也常用体积分数为 70%~75% 的乙醇做消毒剂等;在国防化工、医疗卫生、食品工业、工农业生产中都有广泛的用途。2017 年 10 月 27 日,世界卫生组织国际癌症研究机构公布的致癌物清单初步整理参考,含酒精饮料中的乙醇在一类致癌物清单中。

2. 检测条件及样品处理

【进样条件】

采取顶空进样法进行检测。由药典通则 27 可知,顶空进样法比较适合分离可挥发性物质,乙醇为可挥发性物质。顶空条件为：① 玻璃瓶 70 ℃；② 定量环温度 80 ℃；③ 传输管温度 90 ℃；④ 气相循环时间 15 min；⑤ 顶空瓶平衡时间 10 min；⑥ 加压时间 0.2 min；⑦ 填充定量环时间 0.2 min；⑧ 定量环平衡时间 0.05 min；⑨ 进样时间 0.2 min。

【色谱条件】

① 柱温 40 ℃；② 检测器 FID 300 ℃；③ 汽化室温度 250 ℃；④ 分流比 10∶1；⑤ 载气流速，氮气为 2 mL/min，氢气为 30 mL/min，空气为 400 mL/min；尾吹为 23 mL/min。

【样品处理】

准确吸取 0.5 mL 待测全血 2 份，分别加入 2 个 20 mL 样品瓶内，加 100 μL 1 mg/mL 正丙醇、叔丁醇内标液，用密封钳加封铝帽，混匀。另取 0.5 mL 空白全血 2 份，加入 100 μL 乙醇、正丙醇、叔丁醇混合内标液。乙醇、正丙醇、叔丁醇浓度均为 1 mg/mL。

【检测及数据处理】

将空白瓶、样品瓶、标准瓶放入自动顶空进样器后，在选定好的仪器工作条件下进行测定。
（1）计算相对校正因子：

f = (空白样品中醇添加量×内标物峰面积平均值)/(空白样品中内标添加量×醇峰面积平均值)

（2）计算样品中醇含量：

W(mg/100 mL) = [f×样品中的醇峰面积平均值×内标添加量(μg)×1000]/(样品中内标物峰面积平均值×样品量×1000)

（3）相对偏差(%) = (W_1-W_2)×100/W。

式中　W_1、W_2——2 份检材平行定量测定的结果；
　　　W——2 份检材平均值。

【回收率测定】

取血样进行加标回收试验。加入浓度为 80 mg/mL 的乙醇。每份血样分装成 4 份平行样品，其中 1 份用以测定样品的本底值，其余 3 份加入乙醇标准溶液后进行测定，计算加标回收率。

三、实验器材和药品

1. 仪器设备

顶空气相色谱仪、样品瓶、移液枪。

2. 试　剂

乙醇、正丙醇、异丁醇、空白血浆。

四、实验关键参数

需要重点关注顶空进样器的进样条件，特别是柱温，因为柱温对于乙醇的分离有重大影响。

五、实训注意事项

（1）进样时防漏出气样、防气样失真和防操作条件变化。
（2）进样时要做到：
① 进针要快，要准。
② 推针要快，针头插到底即快速推针进样，推针后手指要始终压紧注射器芯子以防反弹。
③ 取针要快，推针后稍一停顿即立刻抽针。但也要注意不能因为强调快，针头未插到底就开始推针，这样容易造成注射器内的样品气外泄而影响定量分析结果。

六、思考题

（1）顶空进样器有什么优势？
（2）比较内标法和外标法的优缺点。

任务三十　液相色谱-质谱联用检测血浆中苯磺酸氨氯地平的含量

一、实训目的

（1）了解质谱仪的原理。
（2）了解《中国药典》有关氯地平的内容。
（3）熟悉并掌握气相色谱仪-质谱联用的方法。

二、实验原理和方案

1. 药典标准

苯磺酸氨氯地平被收载在《中国药典》第二部 623 页，为白色或类白色粉末。本品在甲醇或 N,N-二甲基甲酰胺中易溶，在乙醇中略溶，在水或丙酮中微溶。

$C_{20}H_{25}ClN_2O_5 \cdot C_6H_6O_3S$　567.05

苯磺酸氨氯地平是二氢吡啶类钙拮抗剂（钙离子拮抗剂或慢通道阻滞剂）。心肌和平滑肌的收缩依赖于细胞外钙离子通过特异性离子通道进入细胞。本品选择性抑制钙离子跨膜进入平滑肌细胞和心肌细胞，对平滑肌的作用大于心肌。其与钙通道的相互作用决定了它和受体位点结合和解离的渐进性速率，因此药理作用逐渐产生。本品是外周动脉扩张剂，直接作用于血管平滑肌，降低外周血管阻力，从而降低血压。

2. 检测条件及样品处理

【色谱条件】

用十八烷基硅烷键合硅胶为填充剂（Phenomenex Luna C_{18} 柱，4.6 mm×250 mm，5 μm 或效能相当的色谱柱）；以甲醇-乙腈-0.7%三乙胺溶液（取三乙胺 7.0 mL，加水稀释至 1000 mL，用磷酸调节 pH 值至 3.0±0.1）（35∶15∶50）为流动相；柱温 25 ℃；流速 0.5 mL/min。

【质谱条件】

离子源为电喷雾离子源（ESI）；干燥气（N_2）流速为 10.0 L/min；干燥气温度为 300 ℃；雾化气压力 275.8 kPa；四极杆温度 100 ℃；毛细管电压为 4.0 kV；采用正离子方式检测。扫描方法为多反应离子监测（MRM），用于定量分析的离子为：氨氯地平，m/z 409.2→238.0，$[M+H]^+$；苯海拉明（内标），m/z 256.2→167.0，$[M+H]^+$。

【样品处理】

精密量取血浆样品 1000 μL，精密加入甲醇-水（1∶1）100 μL，内标溶液（2.6650 ng/mL）100 μL，磷酸钠缓冲液（10 mmol/L，pH 12.0±0.02）500 μL，混匀。加入乙醚-二氯甲烷（2∶1）3 mL，涡旋 1 min，振荡 10 min，3500 r/min 离心 5 min，取上层有机相，于氮气流（40 ℃）下吹干。残留物加流动相 100 μL 复溶，涡旋 1 min，取上清液 20 μL 进样分析（以上均避光操作）。

【建立标准曲线】

标准曲线和线性范围：取空白血浆 1000 μL，精密加入苯磺酸氨氯地平系列标准溶液 50 μL，配制成含苯磺酸氨氯地平 0.1986、0.3972、0.9930、1.9860、3.9720、7.9440、15.8880 ng/mL 的血浆样品。按上一步方法进行处理，以待测物与内标浓度的比值（C_s/C_i）为横坐标，待测物与内标物的峰面积比值（A_s/A_i）为纵坐标，建立标准曲线。

【样品测量】

精密量样品溶液与标准对照溶液各 20 μL，分别注入液相色谱仪，记录色谱图至主成分峰保留时间的 3 倍。

【回收率计算】

制备低、中、高（0.5928、2.4700、13.8320 ng/mL）3 个浓度的苯磺酸氨氯地平标准溶液，按前述操作步骤处理，以样本与纯品中苯磺酸氨氯地平和内标物的峰面积比值计算提取回收率。

三、实验器材和药品

1. 仪器设备

液相色谱仪、质谱仪、氮吹仪、旋涡振荡仪、具塞离心管、移液枪。

2. 试　　剂

甲醇、水、磷酸缓冲液、乙醚、二氯甲烷、苯磺酸氨氯地平片标准品、蒸馏水、空白血浆。

四、实训注意事项

（1）实验过程中，切勿用肥皂泡检查气路，包括自己的气路在检查时也一定要与质谱接口断开。

（2）一般情况下，质谱要保持正常运行状态，除非15天以上不用仪器，方可关闭。因为质谱需要一定时间稳定（24 h 以上），频繁开关质谱也会加速真空规污染。在预知停电的情况下，请提前关掉质谱。

（3）泵油的更换：要经常观察泵油颜色，当变成黄褐色时应立即更换。如果仪器使用频繁且气体比较脏，则要求至少半年更换一次，加入泵油量不超过最上层液面。

（4）散热过滤网应定期进行清洗（每两个月清洗一次），在夏天没有空调的房间使用时尽量打开上盖，以防影响仪器散热。

（5）毛细管在不与外部仪器连接时，不要直接放置在脏的桌面上，尽量悬空放置；毛细管内部的过滤器要定期清洗，在拆装过程中注意不要丢失部件。

（6）氨氯地平峰保留时间约为 18 min，氨氯地平峰与氨氯地平杂质Ⅰ峰（相对保留时间约 0.5）的分离度应大于 4.5，理论板数按氨氯地平峰计算不低于 3000。

（7）样品溶液的色谱图中如有杂质峰，氨氯地平杂质Ⅰ的峰面积乘以 2 不得大于对照溶液主峰面积（0.3%），其他各杂质峰面积的和不得大于对照溶液主峰面积（0.3%）。样品溶液色谱图中小于对照溶液主峰面积 0.1 倍的色谱峰忽略不计。

五、思考题

（1）质谱仪的原理是什么？
（2）在药物检验当中，液质联用的优点是什么？

模块七　综合性任务与设计性任务

任务三十一　葡萄糖原料药及其注射液的质量分析

一、实训目的

（1）了解药品鉴别、检查的目的和意义。
（2）掌握一般杂质检查的基本原理、操作方法及限量计算。
（3）熟悉旋光法和碘量法测定葡萄糖注射液含量的基本原理、操作条件及要点。

二、实验原理和方案

（一）葡萄糖原料药质量分析

葡萄糖，化学名为 D-(+)-吡喃葡萄糖-水合物。

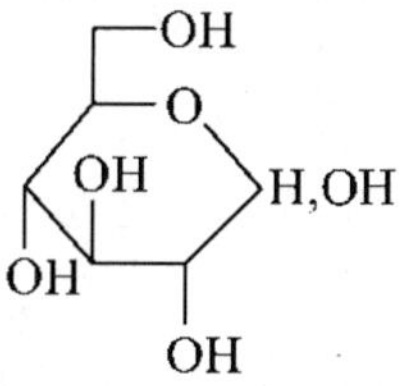

$C_6H_{12}O_6 \cdot H_2O$，198.17

【性　状】

无色结晶或白色结晶性或颗粒性粉末；无臭，味甜。在水中易溶，在乙醇中微溶。

1. 葡萄糖的鉴别反应

原理：葡萄糖分子中具有醛基，在加热的条件下，酒石酸铜与还原糖反应生成红色氧化亚铜沉淀。

操作：取本品约 0.2 g，加水 5 mL 溶解后，缓缓滴入微温的碱性酒石酸铜试液中，即生成氧化亚铜的红色沉淀。

2. 葡萄糖的杂质检查方法

（1）氯化物检查法　利用氯化物在硝酸酸性溶液中与硝酸银试液作用，生成氯化银的白色浑浊液，与一定量标准氯化钠溶液在相同条件下生成的氯化银浑浊比较，从而来判断药物中氯化物的量。反应方程式如下：

$$Cl^- + Ag^+ \longrightarrow AgCl\downarrow$$

方法：取本品 0.60 g 依法检查 [《中国药典》（2015 年版）第四部通则 0801]，与标准氯化钠溶液 6.0 mL 制成的对照液比较，不得更浓（0.01%）。

（2）硫酸盐检验法　药物中存在的微量硫酸盐与氯化钡在盐酸酸性溶液中作用，生成硫酸钡白色浑浊液，与一定量标准硫酸钾溶液在相同条件下生成的浑浊比较，浊度不得更大。

方法：取本品 2.0 g 依法检查 [《中国药典》（2015 年版）第四部通则 0802]，与标准硫酸钾溶液 2.0 mL 制成的对照液比较，不得更浓（0.01%）。

（3）铁盐检查法　铁盐在盐酸酸性溶液中与硫氰酸盐生成红色可溶性的硫氰酸铁配离子，再与一定量标准铁溶液用同法制备的对照液进行比色，以判断供试品中铁盐的限量。反应方程式如下：

$$Fe^{3+} + 6SCN^- \longrightarrow [Fe(SCN)_6]^{3-}（红色）$$

方法：取本品 2.0 g，加水 20 mL 溶解后，加硝酸 3 滴，缓慢煮沸 5 min，放冷，用水稀释成 45 mL，加硫氰酸铵溶液（30→100）3.0 mL，摇匀，如显色，与标准铁溶液 2.0 mL 用同一方法制成的对照液比较，不得更深（0.001%）。

（4）重金属检查法　硫代乙酰胺在弱酸性（pH 3.5 醋酸盐缓冲液）溶液中水解，产生硫化氢，与微量重金属离子作用，生成黄色到棕黑色的硫化物均匀混悬液，与一定量标准铅溶液经同法处理后所呈颜色比较，可判定药物中重金属的限量。反应方程式如下：

$$CH_3CSNH_2 + H_2O \longrightarrow CH_3CONH_2 + H_2S$$

$$Pb^{2+} + H_2S \longrightarrow PbS\downarrow$$

方法：取本品 4.0 g，加水 23 mL 溶解后，加醋酸盐缓冲液（pH 3.5）2 mL，依法检查 [《中国药典》（2015 年版）第四部通则 0821 第一法]，含重金属不得超过百万分之五。

（5）砷盐检查法　采用古蔡法检查砷盐。利用金属锌与酸作用产生新生态的氢，与药物中的微量砷盐反应生成具挥发性的砷化氢，遇溴化汞试纸，产生黄色至棕色的砷斑，与定量标准砷溶液所生成的砷斑比较，可判定药物中砷盐的限量。其反应方程式如下：

$$AsO_3^{3-} + 3Zn + 9H^+ \longrightarrow AsH_3\uparrow + 3Zn^{2+} + 3H_2O$$

$$AsH_3 + 2HgBr_2 \longrightarrow 2HBr + AsH(HgBr)_2（黄色）$$

$$AsH_3 + 3HgBr_2 \longrightarrow 3HBr + As(HgBr)_3（棕色）$$

方法：取本品 2.0 g，加水 5 mL 溶解后，加稀硫酸 5 mL 与溴化钾溴试液 0.5 mL，置水浴上加热约 20 min，使保持稍过量的溴存在。必要时，再补加溴化钾溴试液适量，并随时补充蒸散的水分。放冷，加盐酸 5 mL，再加水至 28 mL，依法检查 [《中国药典》（2015 年版）第四部通则 0822 第一法]，应符合规定（0.0001%）。

本品除了检查氯化物、硫酸盐、铁盐、重金属、砷盐等一般杂质外，还需检查酸度、溶液的澄清度与颜色（目的是检查水不溶性物质或有色杂质）、亚硫酸盐与可溶性淀粉（因为制备时使用的酸可能带有亚硫酸盐，而可溶性淀粉为引入中间体）等项目。

酸度：取本品 2.0 g，加水 20 mL 溶解后，加酚酞指示液 3 滴与氢氧化钠滴定液（0.02 mol/L）

0.20 mL，应显粉红色。

溶液的澄清度与颜色：取本品 5.0 g，加热水溶解后，放冷，用水稀释至 10 mL，溶液应澄清无色；如显浑浊，与 1 号浊度标准液［《中国药典》（2015 年版）第四部通则 0902 第一法］比较，不得更浓；如显色，与对照液（取比色用氯化钴溶液 3.0 mL、比色用重铬酸钾溶液 3.0 mL 与比色用硫酸铜液 6.0 mL，加水稀释成 50 mL）1.0 mL 加水稀释至 10 mL 比较，不得更深。

亚硫酸盐与可溶性淀粉：取本品 1.0 g，加水 10 mL 溶解后，加碘试液 1 滴，应即显黄色。

（二）葡萄糖注射液的质量分析

葡萄糖注射液为葡萄糖或无水葡萄糖的无菌水溶液。为无色或几乎无色的澄明液体，味甜。

1. 鉴 别

取本品，缓缓滴入微温的碱性酒石酸铜试液中，即生成氧化亚铜的红色沉淀。

2. 检 查

（1）pH　取本品或本品适量，用水稀释制成含葡萄糖为 5% 的溶液，每 100 mL 加饱和氯化钾溶液 0.3 mL，依法［《中国药典》（2015 年版）第四部通则 0631］检查，pH 应为 3.2~6.5。

（2）5-羟甲基糠醛　精密量取本品适量（约相当于葡萄糖 1.0 g），置 100 mL 容量瓶中，用水稀释至刻度摇匀，照紫外可见分光光度法测定，在 284 nm 波长处测定，吸光度不得大于 0.32。

（3）重金属　取本品适量（约相当于葡萄糖 3 g），必要时蒸发至约 20 mL，放冷，加醋酸盐缓冲液（pH3.5）2 mL，依法［《中国药典》（2015 年版）第四部通则 0821 第一法］按葡萄糖计算，含重金属不得超过百万分之五。

（4）无菌　取本品，采用薄膜过滤法，以金黄色葡萄球菌为阳性对照菌，依法［《中国药典》（2015 年版）第四部通则 1101］检查，应符合规定。

（5）细菌内毒素　取本品，依法［《中国药典》（2015 年版）第四部通则 1143］检查，每 1 mL 中含内毒素的量应小于 0.50 EU。

（三）葡萄糖注射液的含量测定方法

1. 旋光度法

（1）原理　葡萄糖分子结构中的 5 个碳都是手性碳原子，具有旋光性，因此可用旋光法测定葡萄糖注射液的含量。药用葡萄糖有 α-葡萄糖及 β-葡萄糖两种互变异构体的混合物，两者的其比旋度相差甚远，而在水溶液中两者可逐渐达到变旋平衡。此时比旋度趋于恒定，为 +52.5°~+53.0°。因此当进行葡萄糖旋光度测定时，首先应使上述反应达到平衡。《中国药典》（2015 年版）第四部通则 0621 采用加氨试液的方法，加速变旋平衡的到达。

（2）含量测定　精密量取本品适量（约相当于葡萄糖 10 g），置 100 mL 容量瓶中，加氨试液 0.2 mL（10% 或 10% 以下规格的本品可直接取样测定），用水稀释至刻度，摇匀，静置

10 min。在 25 ℃ 时，依法 [《中国药典》（2015 年版）第四部通则 0621] 测定旋光度，与 2.0852 相乘，即得供试品中含有 $C_6H_{12}O_6 \cdot H_2O$ 的重量（g）。

计算公式为：

$$\text{无水葡萄糖浓度}（c'）= \frac{100\alpha}{[\alpha]_D^{20} l} \tag{7-1}$$

$$\begin{aligned}\text{含水葡萄糖浓度}（c'）&= c \times \frac{198.17（\text{含水葡萄糖的分子量}）}{180.16（\text{无水葡萄糖的分子量}）}\\ &= \alpha \times \frac{100}{52.75 \times 1} \times \frac{198.17}{180.16} \\ &= \alpha \times 2.0852 \end{aligned} \tag{7-2}$$

$$\text{标示量\%} = \frac{\alpha \times 2.0852}{\text{标示量}} \times 100\% \tag{7-3}$$

2. 碘量法

（1）原理 葡萄糖与硫代硫酸钠具有还原性，碘具有氧化性，先用定量过量的碘和葡萄糖发生氧化还原反应，再用硫代硫酸钠滴定液滴定剩余的碘。根据硫代硫酸钠滴定液消耗的量计算出葡萄糖的质量。

$$I_2 + C_6H_{12}O_6 + 2OH^- \longrightarrow C_6H_{12}O_7 + 2I^- + H_2O$$

$$2S_2O_3^{2-} + I_2 \longrightarrow S_4O_6^{2-} + 2I^-$$

碘的自身氧化还原反应：

$$I_2 + H_2O \longrightarrow 2H^+ + I^- + IO^-$$

$$IO_3^- + 5I^- + 6H^+ \longrightarrow 3I_2 + 3H_2O$$

$$3IO^- \rightleftharpoons IO_3^- + 2I^-$$

（2）测定方法 精密量取本品相当于葡萄糖 75 mg，置碘瓶中，加水稀释至 5 mL，加缓冲溶液（含碳酸钠 14.3%及碘化钾 4.0%）25 mL，再精密加入碘滴定液（0.1 mol/L）15 mL，用水密封，在暗处准确放置 30 min（20 ℃）。加盐酸（2 mol/L）35 mL，并立即用硫代硫酸钠滴定液（0.1 mol/L）滴定，近终点时加淀粉指示液 3~5 滴，继续滴定至蓝色消失，并将滴定结果用空白试验校正。每 1 mL 碘滴定液（0.05 mol/L）相当于 9.008 mg 的无水葡萄糖（$C_6H_{12}O_6$），或相当于 9.909 mg 的葡萄糖（$C_6H_{12}O_6 \cdot H_2O$）。

$$\text{标示量}/\% = \frac{(V_0 - V) \times T \times F}{75} \times 100\% \tag{7-4}$$

式中 V_0——空白试验消耗的 $Na_2S_2O_3$ 滴定液的体积，mL；

V——样品测定消耗的 $Na_2S_2O_3$ 滴定液的体积，mL；

T——9.909 mg（$C_6H_{12}O_6 \cdot H_2O$）（1 mol $C_6H_{12}O_6 \cdot H_2O$~1 mol I_2）；

F——浓度校正因子。

三、实验器材和药品

1. 仪器设备

紫外-可见分光光度计、旋光仪、水浴锅、电子天平、容量瓶、碘瓶、烘箱等。

2. 试　剂

葡萄糖原料、葡萄糖注射液、氨试液、碱性酒石酸铜试液、氯化钴溶液、重铬酸钾溶液、硫酸铜溶液、标准氯化钠溶液、标准硫酸钾溶液、磺基水杨酸溶液、草酸铵试液、标准钙溶液、硫氰酸铵溶液、标准铁溶液、醋酸盐缓冲液（pH 3.5）、标准铅溶液、标准砷溶液、溴化钾溴试液、硫代硫酸钠溶液、酚酞指示液、氢氧化钠滴定液（0.02 mol/L）、碘液、稀硝酸、稀硫酸、盐酸、乙醇、氯化钾等。

四、实训注意事项

（1）本实验所用依法检查及标准溶液均依据《中国药典》（2015 年版），详细见实验原理和方法中的具体通则备注。

（2）对照法进行杂质的限量检查应遵循平行原则，即仪器的配对性和供试品与对照品的同步操作。供试品与对照品应在完全相同的条件下反应，所加入试剂的反应温度、反应时间等均应相同。

（3）一般情况下可取 1 份供试品进行检查，如结果不符合规定或在限度边缘时，应对供试品和对照品各复检 2 份，方可判定。

（4）旋光法测定含量时应注意：① 旋光管装样时应注意光路中不应有气泡。② 应取 2 份供试品做平行试验，测定结果的偏差应在 0.02 ℃ 以内，否则重做。③ 供试液应不挥发，否则应预先过滤并弃去初滤液。④ 测定完毕，测定管必须立即洗涤，不允许将盛有供试品的测试管长时间置于仪器样品室内。

（5）碘易受有机物的影响，不可使用软木塞、橡皮塞，并应贮存于棕色瓶内，避光保存。

五、思考题

（1）葡萄糖原料或注射液的检查项目中哪些属于一般杂质？哪些属于特殊杂质？试述它们的来源及检查意义。

（2）氯化物、铁盐、金属及砷盐检查中的操作注意事项有哪些？

（3）为什么应于10%以上的葡萄糖中加入氨试液并放置 10 min 后才能测定旋光度？

（4）写出碘量法测定葡萄糖的化学反应过程。

任务三十二 布洛芬原料药及其缓释胶囊的质量分析

一、实训目的

（1）能够独立操作、使用紫外-可见分光光度仪，并应用紫外-可见分光光度法鉴别布洛芬。
（2）熟悉布洛芬原料药的杂质检查与含量的测定方法。
（3）掌握高效液相色谱法对布洛芬缓释胶囊进行质量控制的实验操作。

二、实验原理和方案

（一）实验原理

布洛芬，化学名 α-甲基 4-(2-甲基丙基)苯乙酸，为非甾体抗炎药物。按干燥品计算，含 $C_{13}H_{18}O_2$ 不得少于 98.5%。白色结晶性粉末；稍有特异臭。在乙醇、丙酮、三氯甲烷或乙醚中易溶，在水中几乎不溶，在氢氧化钠或碳酸钠试液中易溶。布洛芬缓释胶囊内容物为白色球形小丸，含布洛芬（$C_{13}H_{18}O_2$）应为标示量的 93.0%~107.0%。

1. 布洛芬的鉴别反应

（1）布洛芬分子中有苯环共轭结构，其共轭体系具有特征的紫外光谱，可以用紫外-可见分光光度法进行鉴别。
（2）红外吸收光谱是由分子的振动、转动能级的跃迁所产生的分子光谱，与紫外吸收光谱比较，红外吸收光谱更具有特征性。故可用于布洛芬原料药的鉴别。

2. 布洛芬的杂质检查方法

基于布洛芬的化学结构及合成工艺特点，可能存在氯化物、有关物质、重金属等影响药品质量与稳定性的杂质，需要采用化学鉴别、薄层色谱法进行有关物质检查。布洛芬缓释胶囊需检查释放度，采用高效液相色谱法进行质量评价。

3. 布洛芬的含量测定方法

（1）酸碱滴定法：布洛芬为苯乙酸衍生物，具有一定的酸性，溶于中性乙醇后，可用氢氧化钠直接滴定，用于布洛芬原料药的含量测定。
（2）高效液相色谱法：用于布洛芬缓释胶囊的含量测定。

（二）实验方案

1. 布洛芬原料药的质量分析

【鉴　别】

（1）取本品，加 0.4%氢氧化钠溶液制成每 1 mL 中含 0.25 mg 的溶液，照紫外-可见分光度法[《中国药典》(2015年版)第四部通则0401]测定,在265 nm与273 nm波长处有最小吸收,在259 nm波长处有一肩峰。

(2)本品的红外光吸收图谱应与对照的图谱(光谱集943图)一致。

【检查】

(1)氯化物 取本品1.0 g,加水50 mL,振摇5 min,过滤,取滤液25 mL,依法[《中国药典》(2015年版)第四部通则0801]检查,与标准氯化钠溶液5.0 mL制成的对照液比较,不得更浓(0.010%)。

(2)有关物质 取本品,加三氯甲烷制成每1 mL中100 mg的溶液,作为供试品溶液;精密量取适量,加三氯甲烷定量稀释制成每1 mL中含有1 mg的溶液,作为对照溶液。照薄层色谱法[《中国药典》(2015年版)第四部通则0502]试验,吸取上述两种溶液各5 μL,分别点于同一硅胶G薄层板上,以正已烷-乙酸乙酯-冰醋酸(15:5:1)为展开剂,展开,晾干,喷以1%高锰酸钾的稀硫酸溶液,在120 ℃加热20 min,置紫外光灯(365 nm)下检视。供试品溶液如显杂质斑点,与对照溶液的主斑点比较,不得更深。

(3)干燥失重 取本品,以五氧化二磷为干燥剂,在60 ℃减压干燥至恒重,减失重量不得超过0.5%[《中国药典》(2015年版)第四部通则0831]。

(4)炽灼残渣 不得超过0.1%[《中国药典》(2015年版)第四部通则0841]。

(5)重金属 取本品1.0 g,加乙醇22 mL溶解后,加醋酸盐缓冲液(pH 3.5)2 mL,再加水至25 mL,依法[《中国药典》(2015年版)第四部通则0821]检查,含重金属不得超过百万分之十。

【含量测定】

取本品约0.5 g,精密称定,加中性乙醇(对酚酞指示液显中性)50 mL溶解后,加酚酞指示液3滴,用氢氧化钠滴定液(0.1 mol/L)滴定。每1 mL氢氧化钠滴定液(0.1 mol/L)相当于20.63 mg的$C_{13}H_{18}O_2$。

2. 布洛芬缓释胶囊的质量分析

【鉴别】

在含量测定项下记录的色谱图中,供试品溶液主峰的保留时间应与对照品溶液主峰的保留时间一致。

【检查】

(1)溶出度 取本品,照溶出度与释放度测定法[《中国药典》(2015年版)第四部通则0931第一法],以磷酸盐缓冲液(取磷酸二氢钾68.05 g,加1 mol/L氢氧化钠溶液56 mL,用水稀释至10 000 mL,摇匀,pH值应为6.0±0.05)900 mL为溶出介质,转速为30 r/min,依法操作。经1 h、2 h、4 h与7 h,各取溶液5 mL,并同时补充相同温度、相同体积的释放介质,过滤。照含量测定项下的色谱条件,精密量取续滤液20 μL,注入液相色谱仪,记录色谱图;另取布洛芬对照品约15 mg,精密称定,置50 mL容量瓶中,加甲醇2 mL使溶解,用释放介质稀释至刻度，摇匀，同法测定。分别计算每粒在不同时间的释放量。本品每粒在 1 h、2 h、4 h 与 7 h 时的释放量应分别为标示量的 10%~35%、25%~55%、50%~80%和 75%以上，均应符合规定。

【含量测定】

照高效液相色谱法［《中国药典》（2015 年版）第四部通则 0512］测定。

（1）色谱条件与系统适用性试验　用十八烷基硅烷键合硅胶为填充剂；以醋酸钠缓冲液（取醋酸钠 6.13 g，加水 750 mL 使溶解，用冰醋酸调节 pH 至 2.5）-乙腈（40∶60）为流动相；检测波长为 263 nm。理论板数按布洛芬峰计算不低于 2500。

（2）测定法　取装量差异项下的内容物，混合均匀，精密称取适量（约相当于布洛芬 0.1 g），置 200 mL 容量瓶中，加甲醇 100 mL，振摇 30 min，加水稀释至刻度，摇匀，过滤。精密量取续滤液 20 μL，注入液相色谱仪，记录色谱图；另取布洛芬对照品 25 mg，精密称定，置 50 mL 容量瓶中，加甲醇 2 mL 使溶解，用水稀释至刻度，摇匀，同法测定。按外标法以峰面积计算，即得。

三、实验器材和药品

1. 仪器设备

高效液相色谱仪、紫外分光光度计、红外分光光度计、紫外光灯。

2. 试　药

布洛芬原料药、布洛芬缓释胶囊、布洛芬对照品；标准氯化钠溶液、稀硫酸溶液、醋酸盐缓冲液（pH 3.5）、磷酸盐缓冲液、氢氧化钠滴定液（0.1 mol/L）、酚酞指示剂、高锰酸钾、氢氧化钠、醋酸钠、五氧化二磷、三氯甲烷、正己烷、乙酸乙酯、冰醋酸、中性乙醇、乙醇、甲醇。

四、实训注意事项

（1）本实验所用依法检查及标准溶液均依据《中国药典》（2015 年版），详细见实验步骤中的具体通则备注。

（2）采用酸碱滴定法对布洛芬原料药进行含量测定时，须加中性乙醇（对酚酞指示液显中性）50 mL 溶解。在制备中性乙醇时，应注意防止氢氧化钠滴定液滴定过量，影响滴定结果。

（3）对布洛芬缓释胶囊进行释放度检查时，应注意掌握不同时间区间对应的释放度测定结果，以确定缓释胶囊是否合格。

五、思考题

（1）紫外-可见分光光度计如何进行校正？
（2）简述布洛芬原料药与布洛芬缓释胶囊进行含量测定时采用不同方法的原因。
（3）简述布洛芬原料药进行干燥失重检查的步骤及注意事项。

任务三十三 大黄药材的质量分析

一、实验目的

（1）掌握大黄药材的质量检验方法和主要内容。
（2）掌握中药材检验的基本步骤和操作技能。
（3）熟悉《中国药典》一部中药材及饮片的质量标准要求。

二、实验原理和方案

1. 实验原理

中药材和中药饮片的质量检验是中药分析的重要组成部分，是保证药品质量的基础。依据国家法定的质量标准对中药材的性状、显微特征、薄层色谱、杂质、含量等内容进行检测，可以全面有效的控制中药材质量。中药材质量标准制定的检测内容是由中药材本身的特性（如显微特征、有效成分等），结合分析化学的检测方法综合设计而成，具备较强的专属性与良好的稳定性。

2. 实验方案

【来　源】

本品为蓼科植物掌叶大黄（Rheum *palmatum* L.）、唐古特大黄（R. *tanguticum* Maxim.ex Balf.）或药用大黄（R. *officinale* Baill.）的干燥根和根茎。

【性　状】

本品呈类圆柱形、圆锥形、卵圆形或不规则块状，长 3~17 cm，直径 3~10 cm。除尽外皮者表面黄棕色至红棕色，有的可见类白色网状纹理及星点（异型维管束）散在，残留的外皮棕褐色，多具绳孔及粗皱纹。质坚实，有的中心稍松软，断面淡红棕色或黄棕色，显颗粒性；根茎髓部宽广，有星点环列或散在；根木部发达，具放射状纹理，形成层环明显，无星点。气清香，味苦而微涩，嚼之粘牙，有沙粒感。

【鉴　别】

（1）本品横切面：根木栓层及栓内层大多已除去。韧皮部筛管群明显；薄壁组织发达。形成层成环。木质部射线较密，宽 2~4 列细胞，内含棕色物；异管非木化，常 1 至数个相聚，稀疏排列。薄壁细胞含草酸钙簇晶，并含多数淀粉粒。

根茎髓部宽广，其中常见黏液腔，内有红棕色物；异型维管束散在，形成层成环，木质部位于形成层外方，韧皮部位于形成层内方，射线呈星状射出。

粉末黄棕色。草酸钙簇晶直径 20~160 μm，有的达 190 μm。具缘纹孔导管、网纹导管、螺纹导管及环纹导管非木化。淀粉粒甚多，单粒类球形或多角形，直径 3~45 μm，脐点星状；复粒由 2~8 分粒组成。

（2）取本品粉末少量，进行微量升华，可见菱状针晶或羽状结晶。
　　（3）取本品粉末 0.1 g，加甲醇 20 mL，浸泡 1 h，过滤，取滤液 5 mL，蒸干，残渣加水 10 mL 使溶解，再加盐酸 1 mL，加热回流 30 min，立即冷却，用乙醚分 2 次振摇提取，每次 20 mL，合并乙醚液，蒸干，残渣加三氯甲烷 1 mL 使溶解，作为供试品溶液。另取大黄对照药材 0.1 g，同法制成对照药材溶液。再取大黄素对照品，加甲醇制成每 1 mL 含 1 mg 的溶液，作为对照品溶液。照薄层色谱法（附录Ⅵ B）试验，吸取上述三种溶液各 4 μL，分别点于同一以羧甲基纤维素钠为黏合剂的硅胶 H 薄层板上，以石油醚(30~60 ℃)-甲酸乙酯-甲酸(15：5：1)的上层溶液为展开剂，展开，取出，晾干，置紫外灯（365 nm）下检视。供试品色谱中，在与对照药材色谱相应的位置上，显相同的五个橙黄色荧光主斑点；在与对照品色谱相应的位置上，显相同的橙黄色荧光斑点，置氨蒸气中熏后，斑点变为红色。

【检　查】
　　（1）土大黄苷　取本品粉末 0.1 g，加甲醇 10 mL，超声处理 20 min，过滤，取滤液 1 mL，加甲醇至 10 mL，作为供试品溶液。另取土大黄苷对照品，加甲醇制成每 1 mL 含 10 μg 的溶液，作为对照品溶液（临用新制）。照薄层色谱法（通则 0502）试验，吸取上述两种溶液各 5 μL，分别点于同一聚酰胺薄膜上，以甲苯-甲酸乙酯-丙酮-甲醇-甲酸（30：5：5：20：0.1）为展开剂，展开，取出，晾干，置紫外光灯（365 nm）下检视。供试品色谱中，在与对照品色谱相应的位置上，不得显相同的亮蓝色荧光斑点。
　　（2）干燥失重　取本品，在 105 ℃ 干燥 6 h，减失重量不得超过 15.0%（通则 0831）。
　　（3）总灰分　不得超过 10.0%（通则 2302）。

【浸出物】
　　照水溶性浸出物测定法（通则 2201）项下的热浸法测定，不得少于 25.0%。

【含量测定】
　　（1）总蒽醌　照高效液相色谱法（通则 0512）测定。
　　① 色谱条件与系统适用性试验　用十八烷基硅烷键合硅胶为填充剂；甲醇-0.1%磷酸溶液（85：15）为流动相；检测波长为 254 nm。理论板数按大黄素峰计算应不低于 3000。
　　② 对照品溶液的制备　精密称取芦荟大黄素对照品、大黄酸对照品、大黄素对照品、大黄酚对照品、大黄素甲醚对照品适量，加甲醇分别制成每 1 mL 含芦荟大黄素、大黄酸、大黄素、大黄酚各 80 μg，大黄素甲醚 40 μg 的溶液；分别精密量取上述对照品溶液各 2 mL，混匀，即得（每 1 mL 中含芦荟大黄素、大黄酸、大黄素、大黄酚各 16 μg，大黄素甲醚 8 μg）。
　　③ 供试品溶液的制备　取本品粉末（过四号筛）约 0.15 g，精密称定，置具塞锥形瓶中，精密加入甲醇 25 mL，称定重量，加热回流 1 h，放冷，再称定重量，用甲醇补足减失的重量，摇匀，过滤。精密量取续滤液 5 mL，置烧瓶中，挥去溶剂，加 8% 的盐酸 10 mL，超声处理 2 min。再加三氯甲烷 10 mL，加热回流 1 h，放冷，置于分液漏斗中。用少量三氯甲烷洗涤容器，并入分液漏斗中，分取三氯甲烷层，酸液再用三氯甲烷提取 3 次，每次 10 mL。合并三氯甲烷液，减压回收溶剂至干，残渣加甲醇使溶解，转移至 10 mL 容量瓶中。加甲醇至刻度，摇匀，过滤，取续滤液，即得。

④ 测定法　分别精密吸取对照品溶液与供试品溶液各 10 μL，注入液相色谱仪，测定，即得。

本品按干燥品计算，含芦荟大黄素（$C_{15}H_{10}O_5$）、大黄酸（$C_{15}H_8O_6$）、大黄素（$C_{15}H_{10}O_5$）、大黄酚（$C_{15}H_{10}O_4$）和大黄素甲醚（$C_{16}H_{12}O_5$）的总量不得少于 1.5%。

（2）游离蒽醌　照高效液相色谱法（通则 0512）测定。

① 色谱条件与系统适用性试验　同总蒽醌。

② 对照品溶液的制备　取总蒽醌项下的对照品溶液，即得。

③ 供试品溶液的制备　取本品粉末（过四号筛）约 0.5 g，精密称定，置具塞锥形瓶中，精密加入甲醇 25 mL，称定重量，加热回流 1 h，放冷，再称定重量，用甲醇补足减失的重量，摇匀，过滤，取续滤液，即得。

④ 测定法　分别精密吸取对照品溶液与供试品溶液各 10 μL，注入液相色谱仪，测定，即得。

本品按干燥品计算，含游离蒽醌以芦荟大黄素（$C_{15}H_{10}O_5$）、大黄酸（$C_{15}H_8O_6$）、大黄素（$C_{15}H_{10}O_5$）、大黄酚（$C_{15}H_{10}O_4$）和大黄素甲醚（$C_{16}H_{12}O_5$）的总量计，不得少于 0.20%。

三、实验器材与药品

1. 仪器设备

光学显微镜、紫外光灯、电子天平、烘箱、水浴锅、高效液相色谱仪、酒精灯、烧杯、量筒、圆底烧瓶、称量瓶、聚酰胺薄膜、锥形瓶、分液漏斗、容量瓶、移液管、薄层色谱板、展开缸。

2. 试　剂

大黄药材、甲醇、乙醚、三氯甲烷、石油醚、甲酸乙酯、甲酸、丙酮、磷酸。

3. 对照品与对照药材

大黄对照药材、大黄酸、土大黄苷、芦荟大黄素、大黄素、大黄酚、大黄素甲醚。

四、实验要求

（1）取较完整的大黄药材观察性状，并将药材粉碎，观察其显微特征。

（2）显微镜下观察大黄粉末加热升华后得到的菱状针晶和羽状结晶。

（3）以大黄对照药材和大黄酸对药品为参照，完成大黄薄层色谱鉴别。

（4）对大黄中可能存在的特殊杂质土大黄苷进行检查，并理解杂质检查的意义。

（5）测定大黄药材的浸出物含量，并理解浸出物测定的意义。

（6）对大黄药材的总蒽醌和游离蒽醌进行含量测定，理解总蒽醌与游离蒽醌的区别，并掌握含量测定的方法与高效液相色谱仪的使用。

五、实验注意事项

（1）实验过程应严格按照实验方案完成。

（2）应及时准确记录原始数据。

（3）应及时填写仪器设备使用记录。

（4）实验中用到的精密仪器，应先观察是否在检定有效期内。
（5）实验内容较多，应由小组分工合作完成。

六、思考题

（1）大黄药材的根与根茎在性状上有什么区别？
（2）检测土大黄苷的意义是什么？
（3）总蒽醌与游离蒽醌的含量测定有什么区别，为什么要分别测定？

任务三十四　山楂叶提取物的质量分析

一、实验目的

（1）掌握山楂叶提取物的质量检验方法。
（2）掌握植物提取物检验的基本步骤和操作技能。
（3）熟悉《中国药典》一部中植物油脂和提取物的质量标准要求。

二、实验原理和方案

1. 实验原理

植物油脂和提取物是采用压榨、浸出或水提等方式从中药材中提取出来的一类有效成分含量较高的提取物，可作为生产中药制剂的中间产品。对植物油脂和提取物进行质量检验，可以更加有效地控制药品质量。

山楂叶提取物是通过 50%乙醇提取、大孔树脂分离的制备工艺，将山楂叶中的主要有效成分黄酮类物质浓缩富集的过程。得到的山楂叶提取物含金丝桃苷等多种黄酮成分，具有较高的药用价值。

2. 实验方案

【来　源】

本品为蔷薇科植物山里红（*Crataegus pinnatifida* Bge.var.major N.E.Br.）或山楂（*Crataegus pinnatifida* Bge.）的干燥叶经加工制成的提取物。

【制　法】

取山楂叶，粉碎成粗粉，加 50%乙醇提取两次（55～60 ℃），每次 2 h，第一次加 10 倍量，第二次加 8 倍量，过滤。合并滤液，回收乙醇至滤液无醇味，用等量水稀释，通过 D101 大孔吸附树脂柱，依次用水及不同浓度的乙醇洗脱。收集相应的洗脱液，回收乙醇，浓缩至相对密度约 1.10（60 ℃）的清膏，喷雾干燥，即得。

【性　状】

本品为浅棕色至黄棕色的粉末；气特异，味苦，有引湿性。

【鉴　别】

取本品 5 mg，用甲醇 2 mL 溶解，过滤，滤液作为供试品溶液。另取牡荆素鼠李糖苷对照品，加甲醇制成每 1 mL 含 1 mg 的溶液，作为对照品溶液。照薄层色谱法（通则 0502）试验，吸取上述两种溶液各 2～3 μL，分别点于同一硅胶 GF_{254} 薄层板上，以乙酸乙酯-甲醇-水（25∶5∶3）为展开剂，展开，取出，晾干，置紫外光灯（254 nm）下检视。供试品色谱中，在与对照品色谱相应的位置上，显相同颜色的荧光斑点。

【检　查】

干燥失重取本品 1 g，精密称定，置干燥至恒重的称量瓶中，在硫酸干燥器中干燥 24 h，减失重量不得超过 2.0%（通则 0831）。

【特征图谱】

照高效液相色谱法（通则 0512）测定。

（1）色谱条件与系统适用性试验　以十八烷基硅烷键合硅胶为填充剂；以四氢呋喃-甲醇-乙腈-乙酸-水（38∶3∶3∶4∶152）为流动相；检测波长为 330 nm。理论板数按牡荆素鼠李糖苷峰计算应不低于 2500。

（2）参照物溶液的制备取牡荆素鼠李糖苷对照品适量，精密称定，加 60%乙醇制成每 1 mL 含 100 μg 的溶液，即得。

（3）供试品溶液的制备　取本品 50 mg，精密称定，置 50 mL 容量瓶中，加 60%乙醇溶解并稀释至刻度，即得。

（4）测定法　分别精密吸取参照物溶液与供试品溶液各 10 μL，注入液相色谱仪，测定，记录色谱图，即得。供试品特征图谱中应呈现 4 个特征峰，与参照物峰相应的峰为 S 峰，计算各特征峰与 S 峰的相对保留时间，应在规定值±5%范围之内。相对保留时间规定值为 0.76（峰 1）、1.00（峰 S）、1.55（峰 2）、1.94（峰 3）（图 7-1）。

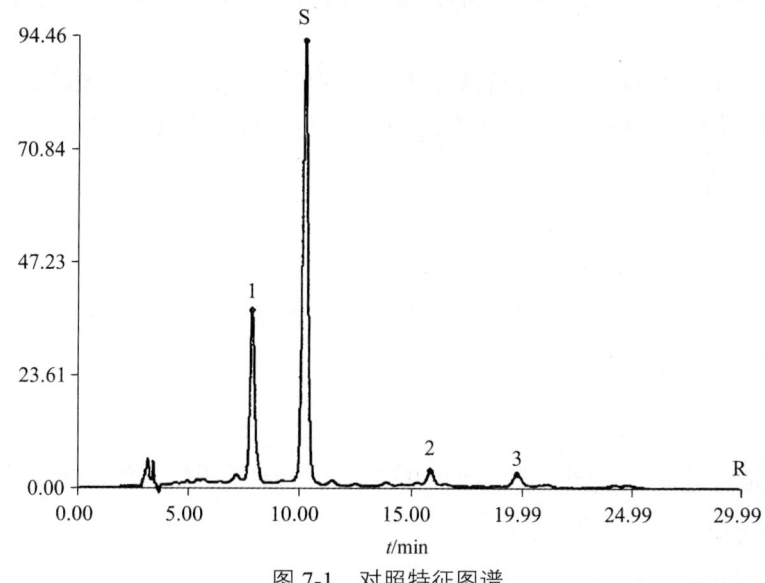

图 7-1　对照特征图谱

峰 1—特荆素葡萄糖苷；峰 S—特荆素鼠李糖苷；峰 2—牡荆素；峰 3—金丝桃苷

（5）积分参数　斜率灵敏度为5，峰宽为0.04，最小峰面积为10，最小峰高为S峰峰高的1%。

【含量测定】

（1）总黄酮

① 对照品溶液的制备　取芦丁对照品适量，精密称定，加乙醇制成每1 mL含芦丁0.20 mg的溶液（必要时超声处理使溶解），即得。

② 标准曲线的制备　精密量取对照品溶液1 mL、2 mL、3 mL、4 mL、5 mL、6 mL，分别置于25 mL容量瓶中，各加水至6 mL，加5%亚硝酸钠溶液1 mL，使混匀，放置6 min。加10%硝酸铝溶液1 mL，摇匀，放置6 min。加氢氧化钠试液10 mL，再加水至刻度，摇匀，放置15 min。以相应的试剂为空白，照紫外-可见分光光度法（通则0401），在500 nm波长处测定吸光度。以吸光度为纵坐标、浓度为横坐标，绘制标准曲线。

③ 测定法　取本品0.15 g，精密称定，置具塞锥形瓶中，精密加入稀乙醇25 mL，密塞，摇匀，超声处理5 min，放置3 h以上，过滤，精密量取续滤液2 mL，置25 mL容量瓶中，用水稀释至刻度，摇匀，作为供试品溶液。精密量取供试品溶液2 mL，置25 mL容量瓶中，照标准曲线的制备项下的方法，自"加水至6 mL"起，依法测定吸光度，同时精密量取供试品溶液2 mL，置25 mL容量瓶中，加水至刻度，摇匀，作为空白溶液。从标准曲线上读出供试品溶液中芦丁的量，计算，即得。

本品按干燥品计算，含总黄酮以芦丁（$C_{27}H_{30}O_{16}$）计，不得少于80.0%。

（2）牡荆素鼠李糖苷　照高效液相色谱法（通则0512）测定。

① 色谱条件与系统适用性试验　同[特征图谱]项下。

② 对照品溶液的制备　取牡荆素鼠李糖苷对照品适量，精密称定，加60%乙醇制成每1 mL含100 μg的溶液，即得。

③ 供试品溶液的制备　取本品50 mg，精密称定，置50 mL容量瓶中，加60%乙醇溶解并稀释至刻度，即得。

④ 测定法　分别精密吸取对照品溶液与供试品溶液各10 μL，注入液相色谱仪，测定，即得。

本品按干燥品计算，含牡荆素鼠李糖苷（$C_{27}H_{30}O_{14}$）不得少于8.8%。

三、实验器材与药品

1. 仪器设备

电子天平、紫外分光光度计、高效液相色谱仪、烧杯、量筒、硅胶GF254薄层色谱板、锥形瓶、容量瓶、移液管、展开缸。

2. 试　剂

山楂叶提取物、甲醇、乙酸乙酯、四氢呋喃（色谱纯）、甲醇（色谱纯）、乙腈（色谱纯）、乙酸、亚硝酸钠。

3. 对照品与对照药材

牡荆素鼠李糖苷、芦丁。

四、实验要求

（1）观察山楂叶提取物性状，理解引湿性的含义。
（2）以牡荆素鼠李糖苷为对照品，分别进行山楂叶提取物的薄层色谱鉴别和含量测定。
（3）以芦丁为对照品，测定山楂叶提取物的总黄酮含量，熟悉紫外分光光度计的使用，掌握标准曲线与线性回归方程的意义。
（4）熟悉特征图谱检测，理解特征图谱检测的意义。

五、实验注意事项

（1）实验过程应严格按照实验方案完成。
（2）应及时、准确记录原始数据。
（3）应及时填写仪器设备使用记录。
（4）实验中用到的精密仪器，应先观察是否在检定有效期内。
（5）实验内容较多，应由小组分工合作完成。

六、思考题

（1）中药特征图谱检测的意义是什么？对比单一成分的含量测定，有何优点？
（2）标准中要求对牡荆素鼠李糖苷的含量进行测定，是否因此删除牡荆素鼠李糖苷的薄层色谱鉴别？如何理解定性与定量的区别？
（3）紫外分光光度计的使用有哪些注意事项？

任务三十五　六味地黄丸（浓缩丸）的质量分析

一、实验目的

（1）掌握六味地黄丸（浓缩丸）的质量检验方法。
（2）掌握中药制剂检验的基本步骤和操作技能。
（3）熟悉《中国药典》一部中药成分制剂的质量标准要求。

二、实验原理和方案

1. 实验原理

六味地黄丸（浓缩丸）是由熟地黄、酒萸肉、牡丹皮、山药、泽泻、茯苓六味药材组成的中药制剂。通过性状观察、显微鉴别、薄层色谱鉴别、含量测定等检测方法，对其中每一味药材和主要有效成分进行检查；通过重量差异、崩解时限、水分含量等检查判断药品制备工艺是否符合质量规定，从而达到全面控制产品质量的目的。

2. 实验方案

【处 方】

熟地黄 120 g、酒萸肉 60 g、牡丹皮 45 g、山药 60 g、茯苓 45 g、泽泻 45 g。

【制　法】

以上 6 味，牡丹皮用水蒸气蒸馏法提挥发性成分；药渣与酒萸肉 20 g，熟地黄、茯苓、泽泻，加水煎煮 2 次，每次 2 h，煎液过滤，滤液合并，浓缩成稠膏；山药与剩余酒萸肉粉碎成细粉，过筛，混匀，与上述稠膏和牡丹皮挥发性成分混匀，制丸，干燥，打光，即得。

【性　状】

本品为棕褐色或亮黑色的浓缩丸；味微甜、酸、略苦。

【鉴　别】

（1）取本品，置显微镜下观察：果皮表皮细胞橙黄色，表面观类多角形，垂周壁略连珠状增厚（酒萸肉）。淀粉粒三角状卵形或矩圆形，直径 24～40 μm，脐点短缝状或人字状（山药）。

（2）取本品 10 g，研细，加水 100 mL，温热使充分溶散，加热至沸，放冷，用脱脂棉过滤，取滤液，用乙酸乙酯振摇提取 2 次（必要时离心），每次 30 mL，合并乙酸乙酯液，蒸干，残渣加甲醇 1 mL 使溶解，作为供试品溶液。另取熟地黄对照药材 4 g，加水 60 mL，煎煮 30 min，放冷，用脱脂棉过滤，取滤液，用乙酸乙酯振摇提取 2 次，每次 20 mL，合并乙酸乙酯液，蒸干，残渣加甲醇 1 mL 使溶解，作为对照药材溶液。照薄层色谱法（通则 0502）试验，吸取上述两种溶液各 3~5 μL，分别点于同一硅胶 G 薄层板上，以二甲苯-乙酸乙酯（1:1）为展开剂，展开，取出，晾干，喷以 2,4-二硝基苯肼乙醇试液。供试品色谱中，在与对照药材色谱相应的位置上，显相同颜色的主斑点。

（3）取本品 3 g，研细，加甲醇 25 mL，超声处理 30 min，过滤，滤液回收溶剂至干，残渣加水 20 mL 使溶解，用正丁醇-乙酸乙酯（1:1）混合溶液振摇提取 2 次，每次 20 mL，合并提取液，用氨溶液（1→10）20 mL 洗涤，弃去氨液，正丁醇-乙酸乙酯（1:1）混合溶液回收溶剂至干，残渣加甲醇 1 mL 使溶解，作为供试品溶液。另取莫诺苷对照品、马钱苷对照品，加甲醇制成每 1 mL 各含 2 mg 的混合溶液，作为对照品溶液。照薄层色谱法（通则 0502）试验，吸取供试品溶液 5 μL、对照品溶液 2 μL，分别点于同一硅胶 G 薄层板上，以三氯甲烷-甲醇（3:1）为展开剂，展开，取出，晾干，喷以 10%硫酸乙醇溶液，在 105 °C 加热至斑点显色清晰，在紫外光（365 nm）下检视。供试品色谱中，在与对照品色谱相应的位置上，显相同颜色的荧光斑点。

（4）取本品 5 g，研细，加乙醚 20 mL，加热回流 1 h，过滤，滤液挥干，残渣加丙酮 1 mL 使溶解，作为供试品溶液。另取丹皮酚对照品，加丙酮制成每 1 mL 含 1 mg 的溶液，作为对照品溶液。照薄层色谱法（通则 0502）试验，吸取上述两种溶液各 5~10 μL，分别点于同一硅胶 G 薄层板上，以环己烷-乙酸乙酯（3:1）为展开剂，展开，取出，晾干，喷以盐酸酸性 5%三氯化铁乙醇溶液，在 105 °C 加热至斑点显色清晰。供试品色谱中，在与对照品色谱相应的位置上，显相同颜色的斑点。

（5）取本品 5 g，研细，加水 30 mL，温热使充分溶散，放冷，过滤，药渣用水 30 mL 洗涤，用 30%盐酸 50 mL 加热回流 1 h，放冷，用三氯甲烷振摇提取 2 次，每次 25 mL，合并三氯甲烷液，蒸干，残渣加三氯甲烷 1 mL 使溶解，作为供试品溶液。另取山药对照药材 1 g，加 30%盐酸 50 mL，同法制成对照药材溶液。照薄层色谱法（通则 0502）试验，吸取上述两种溶液各 5 μL，分别点于同一硅胶 G 薄层板上，以三氯甲烷-丙酮（9∶1.5）为展开剂，展开，取出，晾干，置紫外光灯（365 nm）下检视。供试品色谱中，在与对照药材色谱相应的位置上，显相同颜色的荧光斑点。

（6）取本品 10 g，研细，加乙醚 50 mL，加热回流 1 h，过滤，滤液蒸干，残渣加正己烷 0.5 mL 使溶解，作为供试品溶液。另取茯苓对照药材 2 g，加乙醚 30 mL，加热回流 1 h，过滤，滤液蒸干，残渣加正己烷 1 mL 使溶解，作为对照药材溶液。照薄层色谱法（通则 0502）试验，吸取供试品溶液 2 μL、对照药材溶液 10 μL，分别点于同一硅胶 G 薄层板上，以石油醚（60~90 ℃）-乙醚（3∶2）为展开剂，展开，取出，晾干，置紫外光灯（365 nm）下检视。供试品色谱中，在与对照药材色谱相应的位置上，显相同颜色的荧光斑点。

（7）取本品 10 g，研细，加水 100 mL，温热使充分溶散，加热至沸，放冷，用脱脂棉过滤，滤液用石油醚（60~90 ℃）振摇提取 3 次，每次 50 mL（必要时离心），合并石油醚提取液，蒸干，残渣加石油醚（60~90 ℃）1 mL 使溶解，作为供试品溶液。另取泽泻对照药材 2 g，加水 50 mL，煎煮 30 min，放冷，用脱脂棉过滤，同法制成对照药材溶液。照薄层色谱法（通则 0502）试验，吸取供试品溶液 10~20 μL、对照药材溶液 10 μL，分别点于同一硅胶 G 薄层板上，以石油醚（60~90 ℃）-三氯甲烷-乙酸乙酯（2∶1∶2）为展开剂，展开，取出，晾干，喷以 5%磷钼酸乙醇溶液，在 110 ℃加热至斑点显色清晰。供试品色谱中，在与对照药色谱相应的位置上，显相同颜色的主斑点。

【检　查】

应符合丸剂项下有关的各项规定（通则 0108）。

（1）**水分**　照水分测定法（通则 0832）测定。浓缩水蜜丸不得超过 12.0%。

（2）**重量差异**　检查法以 10 丸为 1 份（丸重 1.5 g 及 1.5 g 以上的以 1 丸为 1 份），取供试品 10 份，分别称定重量，再与每份标示重量（每丸标示量×称取丸数）相比较（无标示量的丸剂，与平均重量比较），按表 7-1 规定，超出重量差异限度的不得多于 2 份，并不得有 1 份超出限度 1 倍。

表 7-1　六味地黄丸重量差异规定

标示丸重或平均丸重	重量差异限度
0.05 g 及 0.05 g 以下	±12%
0.05 g 以上至 0.1 g	±11%
0.1 g 以上至 0.3 g	±10%
0.3 g 以上至 1.5 g	±9%
1.5 g 以上至 3 g	±8%
3 g 以上至 6 g	±7%
6 g 以上至 9 g	±6%
9 g 以上	±5%

（3）溶散时限　除另有规定外，取供试品 6 丸，选择适当孔径筛网的吊篮（丸剂直径在 2.5 mm 以下的用孔径约 0.42 mm 的筛网；在 2.5～3.5 mm 的用孔径约 1.0 mm 的筛网；在 3.5 mm 以上的用孔径约 2.0 mm 的筛网），照崩解时限检查法（通则 0921）片剂项下的方法加挡板进行检查。浓缩丸应在 2 h 内全部溶散。操作过程中如供试品黏附挡板妨碍检查，应另取供试品 6 丸，以不加挡板进行检查。上述检查，应在规定时间内全部通过筛网。如有细小颗粒状物未通过筛网，但已软化且无硬心者可按符合规定论。

【含量测定】

照高效液相色谱法（通则 0512）测定。

（1）色谱条件与系统适用性试验　以十八烷基硅烷键合硅胶为填充剂；以乙腈为流动相 A，以 0.3%磷酸溶液为流动相 B，按表 7-2 中的规定进行梯度洗脱；莫诺苷和马钱苷检测波长为 240 nm，丹皮酚检测波长为 274 nm；柱温为 40 ℃。理论板数按莫诺苷、马钱苷峰计算均应不低于 4000。

表 7-2　梯度洗脱

时间/min	流动相 A 体积分数/%	流动相 B 体积分数/%
0~5	5→8	95→92
5~20	8	92
20~35	8→20	92→80
35~45	20→60	80→40
45~55	60	40

（2）对照品溶液的制备　取莫诺苷对照品、马钱苷对照品和丹皮酚对照品适量，精密称定，加 50%甲醇制成每 1 mL 中含莫诺苷与马钱苷各 40 μg、含丹皮酚 90 μg 的混合溶液，即得。

（3）供试品溶液的制备　取本品适量，研细，取约 0.5 g，精密称定，置具塞锥形瓶中，精密加入 50%甲醇 25 mL，密塞，称定重量，加热回流 1 h，放冷，再称定重量，用 50%甲醇补足减失的重量，摇匀，过滤，取续滤液，即得。

（4）测定法　分别精密吸取对照品溶液与供试品溶液各 10 μL，注入液相色谱仪，测定，即得。

本品每丸含酒萸肉以莫诺苷（$C_{17}H_{26}O_{11}$）和马钱苷（$C_{17}H_{26}O_{10}$）的总量计，不得少于 0.37 mg；含牡丹皮以丹皮酚（$C_9H_{10}O_3$）计，不得少于 0.32 mg。

三、实验器材与药品

1. 仪器设备

光学显微镜、电子天平、崩解仪、高效液相色谱仪、烧杯、量筒、硅胶 G 板、锥形瓶、容量瓶、移液管、展开缸。

2. 试　剂

六味地黄丸（浓缩丸）、甲醇、乙酸乙酯、二甲苯、2,4-二硝基苯肼、正丁醇、三氯甲烷、硫酸、丙酮、乙醚、石油醚、磷酸、乙腈（色谱纯）。

3. 对照品与对照药材

熟地黄对照药材、山药对照药材、茯苓对照药材、泽泻对照药材、莫诺苷对照品、马钱苷对照品、丹皮酚对照品。

四、实验要求

（1）首先对药品外包装进行检查，检查三期是否齐全、包装是否完好、产品是否在有效期内。

（2）显微镜下观察酒萸肉和山药的显微特征，并理解显微鉴别的必要条件是什么。

（3）分别对熟地黄、山药、茯苓、泽泻、酒萸肉（莫诺苷、马钱苷）、牡丹皮（丹皮酚）进行薄层色谱鉴别实验。

（4）对六味地黄丸（浓缩丸）的一般检查项目（水分、重量差异和溶散时限）进行检测，并掌握如何在药典中查询不同剂型的检查要求。

（5）采用梯度洗脱的方法同时测定莫诺苷和马钱苷的含量。

五、实验注意事项

（1）实验过程应严格按照实验方案完成。
（2）应及时、准确地记录原始数据。
（3）应及时填写仪器设备使用记录。
（4）实验中用到的精密仪器，应先观察是否在检定有效期内。
（5）实验内容较多，应由小组分工合作完成。

六、思考题

（1）对比六味地黄丸质量标准，说明为什么六味地黄丸（浓缩丸）的显微鉴别内容仅有酒萸肉和山药两味药材。

（2）简述重量差异与装量差异的不同之处，以及检查的意义。

（3）高效液相色谱法采用梯度洗脱有哪些优点？

模块八　药物质量分析与评价指导原则

原则一　中药中铝、铬、铁、钡元素测定指导原则

中药在种植、生产、加工等过程中可能会引入铝、铬、铁、钡等金属元素，其含量过高会带来潜在危害，本指导原则用于中药中铝、铬、铁、钡元素的测定。

一、基本原则

本指导原则适用于除矿物药或含矿物药的制剂以外的中药中铝、铬、铁、钡元素的测定，并可与铅、镉、砷、汞、铜测定法（通则2321）联合应用。

二、基本方法

1. 方法的选择

首选多元素同时测定的电感耦合等离子体质谱法（通则0412），也可采用与电感耦合等离子体质谱法灵敏度相当的其他方法。

2. 仪器参数的设置

应根据选用的电感耦合等离子体质谱仪型号的特点，合理设置仪器参数，并采用干扰方程或开启碰撞反应池等手段消除质谱型干扰。

3. 分析方法的选择

为减少工作条件变化对分析结果的影响，提高定量分析的准确度，建议采用内标校正的标准曲线法进行分析。

目标同位素的选择对于待测元素及内标元素，目标同位素一般应选择干扰少、丰度较高的同位素，也可采用多个同位素对测定结果进行验证和比较。一般情况下，铝、铬、铁、钡元素选择 ^{27}Al、^{53}Cr、^{57}Fe、^{137}Ba，内标同位素分别为 ^{7}Li、^{45}Sc、^{45}Sc、^{115}In。

标准品溶液的配制在选定的仪器条件下，测定不少于 5 个不同浓度（含原点）的待测元素标准系列溶液。标准溶液的介质与酸度应与供试品溶液一致。可根据待测元素的含量合理调整标准系列溶液的浓度。除另有规定外，目标同位素峰的响应值与浓度所得回归方程的相关系数应不低于 0.99。

4. 供试品溶液的制备

中药样品基质复杂，前处理方法会直接影响测定结果的精密度和准确度，目前元素分析

的样品前处理方法一般可分为干法灰化、湿法消解与微波消解等。本指导原则样品前处理方法推荐微波消解法，以减少元素损失。应根据各微波消解仪的型号，合理设置微波消解程序，并选用适宜的消解试剂保证中药中有机基质被完全消解，一般选择硝酸或硝酸与盐酸的混合酸进行消解。

消解后的溶液待放冷后，应小心地开启消解罐，将消解后的溶液转移至 50 mL 聚四氟乙烯材料制成的容量瓶中，用水洗涤罐盖及罐壁数次，并将洗液合并入容量瓶中，用水稀释至刻度，混匀，即得。同时取相同试剂，置耐压耐高温微波消解罐中，同供试品溶液制备方法制成试剂空白溶液。

5. 注意事项

应注意试验环境、使用器皿、试剂等对待测元素的污染问题，应保证实验环境的洁净，采用高浓度酸液浸泡器皿及高纯度试剂。

当供试品溶液中某元素浓度过高时，应进行必要的稀释，以保证结果的准确，一般建议浓度应由低到高，防止仪器的污染。

每次试验中，应采用可溯源的标准物质或回收率试验，对测定结果进行验证，以保证结果的准确可靠。

原则二　中药有害残留物限量制定指导原则

本指导原则提供了中药中有害残留物最大限量制定的有关理论依据，最大限量理论值计算方法和有关影响限量制定的因素。主要适用于中药材及其饮片中有害残留物限量的制定，其他药品中有害残留物最大限量的制定可参考本指导原则。

本指导原则中的有害残留物是指：残留农药、重金属及有害元素、生物毒素等。

一、概　述

中药品种的原材料大多源于自然环境下生长的植物、动物或矿物，其存在有害残留物质或污染物质的概率较高。中药中有害残留物或污染物的种类主要是残留农药、重金属和生物毒素等。重金属及有害元素主要是指铅（Pb）、汞（Hg）、镉（Cd）、铜（Cu）、银（Ag）、铋（Bi）、锑（Ti）、锡（Sn）、砷（As）等。生物毒素主要指黄曲霉毒素（Aflatoxin，AF）等。黄曲霉毒素是由真菌黄曲霉（Aspergillus Flavus）和寄生曲霉（Aspergillus Parasiticus）产生的一类代谢产物，广泛存在于自然界中。

有害残留物限量制定主要依赖于风险评估结果。风险评估是在有害残留物的毒理学、流行病学和其他相关数据的基础上，通过对污染物暴露情况和可能的膳食摄入量等信息进行综合分析评价，针对风险性质确定有害残留物人体暴露危害的一种方法。风险评估结果是有害残留物限量制定的重要依据。

每日允许摄入量（Acceptable Daily Intake，ADI）是国际上通用的术语，已被很多国家和国际组织所使用。世界卫生组织/世界粮食及农业组织（World Health Organization/Food and AgricμLture Organization of the United Nations，WHO/FAO）和（或）其他国家或组织公布了

绝大部分有关农药和重金属的 ADI 值，可供参考。ADI 一般来源于敏感动物长期毒性实验中获得的无明显毒性作用剂量（No Observed Adverse Effect Level, NOAEL），NOAEL 除以适宜的安全因子即为 ADI，通常将安全因子设定为 10×10，即人和动物的种间差异为 10 倍，不同人体间的个体差异为 10 倍。选择安全因子时，除考虑种间差异和种内差异外，还要考虑有害残留物的毒性程度、暴露方式等因素，对安全因子进行适当的放大或缩小。相对于一般毒性污染物，具有遗传毒性、致癌性的有害残留物，安全因子也更大，限值的制定更为严格。

参考剂量（Reference Dose, RFD）也是风险评估中的常用术语，是对人类暴露风险评价的一个估计值。其意义基本等同于 ADI。NOAEL 是在规定的试验条件下，用现有的技术手段或检测指标未观察到任何与受试样品有关的毒性作用的最大剂量。NOAEL 是通过动物毒理学试验能够确定的一个重要参数，在制定化学物质的安全限量时起着重要作用。对于同一化学物质，在使用不同种属动物、暴露方法、接触时间和观察指标时，会得到不同的 NOAEL。因此，在表示这个毒性参数时应注明具体试验条件。随着检测手段的进步和更为敏感的观察指标的发现，NOAEL 也会不断更新。

二、最大限量理论值计算公式

有害残留物限量制定是以毒理学数据为基础，结合残留物的暴露情况和人类日常膳食摄入情况，进行分析评估的结果。有害残留物的毒性程度是限量控制考虑的首要因素。残留物的动物毒理学实验数据，中药品种的药物剂量和人类经膳食日常摄入量是推导有害残留物最大限量理论值计算公式的主要依据。通过以下公式计算得到的结果是有害残留物最大限量的理论计算值，在有害残留物最大限量制定过程中，还应结合其他影响因素进行综合评价后，确定最终限量标准。

1. 农药残留量

建立农药残留量限值标准时，可按照下列公式计算其最大限量理论值：

$$L = AW/100M \tag{8-1}$$

式中　L——最大限量理论值，mg/kg；
　　　A——每日允许摄入量，mg/kg；
　　　W——人体平均体重，kg（一般按 60 kg 计）；
　　　M——中药材（饮片）每日人均可服用的最大剂量，kg；
　　　100——安全因子，表示每日由中药材及其制品中摄取的农药残留量不大于日总暴露量（包括食物和饮用水）的 1%。

2. 重金属及有害元素

建立重金属及有害元素限值标准时，可按照下列公式计算其最大限量理论值：

$$L = AW/10M \tag{8-2}$$

式中　L——最大限量理论值，mg/kg；
　　　A——每日允许摄入量，mg/kg；

W——人体平均体重,kg(一般按 60 kg 计);

M——中药材(饮片)每日人均可服用的最大剂量,kg;

10——安全因子,表示每日由中药材及其制品中摄取的重金属量不大于日总暴露量(包括食物和饮用水)的 10%。

由于重金属在人体的半衰期较长,并且在长期的暴露过程中,每日摄入量或每周摄入量微小。因此,WHO 和 FAO 有时不设立 ADI,而以每周耐受摄入量(Provisional Tolerable Weekly Intake, PTWI)(单位:μg/kg b.w.)或每月耐受摄入量(Provisional Tolerable Monthly Intake, PTMI)(单位:μg/kg b.w.)代替。此时,ADI 可以通过 PTWI 或 PTMI 换算得到。ADI = PTWI/7/1000 或 ADI = PTMI/30/1000。

3. 黄曲霉毒素

由于黄曲霉毒素毒性强,目前国际上不建议设定黄曲霉毒素的安全耐受量和无毒作用剂量,也无最大限量理论值计算公式,限量越低越好。黄曲霉毒素限量标准的制定,应根据具体品种和具体污染状况,参考相关品种国外药典和各国、各国际组织相关限量标准等规定,尽可能将其限量控制在最低范围内,以降低安全风险。通常要求规定黄曲霉毒素 B_1 和黄曲霉毒素 B_1、黄曲霉毒素 B_2、黄曲霉毒素 G_1、黄曲霉毒素 G_2 总和的限量标准。

三、限量制定的影响因素

有害残留物的限量制定,除了应用上述计算公式得到最大限量理论值外,还应考虑其他影响因素,进行综合评价后,确定其标准限值。各国家和国际组织对于已经规定的农药、重金属等最大残留限量,也会定期根据影响因素进行调整。影响因素包括但不限于以下几方面。

1. 毒性程度的影响

残留物的毒性越大,其对人类的风险越高。因此,在最大限量理论值的计算中,毒性越大,设定的安全因子就会越大,限量的控制也更为严格。相对于一般毒性污染物,具有遗传毒性、致癌性的有害残留物,危害更大。对于具有遗传毒性或致癌性的物质,在理论上已逐渐趋向于不建议制定 ADI。即无论摄入量多少,都具有风险。但在实践中,很多情况下,又不可能实现这些毒性物质的零残留。因此,其限量值建议越小越好,限量值体现的是为保障作物作为生产供应而应达到的最小残留量,而不是安全剂量。

2. 暴露水平的影响

从毒理学角度考虑,暴露量越大,暴露时间越长、频次越高的有害残留物,带来的风险就越大,其最大残留量控制应越严格。中药材、饮片及制剂的服用量和日暴露量均存在差异,所以,其最大残留限量控制会不相同。此外,用药途径和适应证人群不同,也会影响限量的制定。直接进入体循环的药物,重症疾病或长期服用的药物,儿童、孕妇、老人使用的药物等,应严格控制残留物标准限值。

残留水平的影响 有害残留物限值的规定应根据残留的具体情况,在保障安全的前提下,科学地制定有害残留物限量标准。

生产方式的影响 中药的质量受农业生产、中药材的炮制方法、制备工艺、储存等因素影响。可能会引入或消除一些有害残留物。

四、最大限量制定的一般步骤

1. 确定每日允许摄入量

对于一个具体的有害残留物限量的确定,首先要获得有害残留物的动物长期毒性评价信息或人体流行病学信息,从动物长期毒性试验的数据中确立有害残留物的 NOAEL,然后,通过 NOAEL 推算 ADL。若该残留物的 ADI 值已经被有关国际组织或其他国家公布,则可直接参考其数值。

2. 计算最大限量的理论值

在确定的 ADI 值基础上,通过上述推荐的有关农药残留或重金属及有害元素最大限量理论值计算公式,计算出其最大限量理论值。

3. 最大限量的理论值的修订

在拟定一个有害残留物的限量标准时,除参考理论值外,还应充分考虑残留物的毒性性质和毒性程度,中药制品的人体用药方式、用药剂量和疗程长短,残留物可能与中药材接触的方式、中药材污染水平,中药材后续加工方式,以及当前的检测技术水平等各方面的影响,综合分析并在风险评估的基础上修订理论值。

原则三　国家药品标准物质制备指导原则

本指导原则用于规范和指导国家药品标准物质的制备,保证国家药品标准的执行。

一、国家药品标准物质品种的确定

根据国家药品标准制定及修订的需要,确定药品标准物质的品种。

二、候选国家药品标准物质原料的选择

(1)原料的选择应满足适用性、代表性及可获得性的原则。
(2)原料的性质应符合使用要求。
(3)原料的均匀性、稳定性及相应特性量值范围应适合该标准物质的用途。

三、候选国家药品标准物质的制备

(1)根据候选药品标准物质的理化性质,选择合理的制备方法和工艺流程,防止相应特性量值的变化,并避免被污染。
(2)对不易均匀的候选药品标准物质,在制备过程中除采取必要的均匀措施外,还应进行均匀性初检。

（3）对相应特性量值不稳定的候选药品标准物质，在制备过程中应考察影响稳定性的因素，采取必要的措施保证其稳定性，并选择合适的储存条件。

（4）当候选药品标准物质制备量大时，为便于保存可采取分级分装。

（5）候选药品标准物质供应者须具备良好的实验条件和能力，并应提供以下资料：

① 试验方法、量值、试验重复次数、必要的波谱及色谱等资料。

② 符合稳定性要求的储存条件（温度、湿度和光照等）。

③ 候选药品标准物质引湿性研究结果及说明。

④ 加速稳定性研究结果。

⑤ 有关物质的鉴别及百分比，国家药品标准中主组分的相对响应因子等具体资料。

⑥ 涉及危害健康的最新的安全性资料。

四、候选国家药品标准物质的标定

候选药品标准物质按以下要求进行标定，必要时应与国际标准物质进行比对。

1. 化学结构或组分的确证

（1）验证已知结构的化合物需要提供必要的理化参数及波谱数据，并提供相关文献及对比数据。如无文献记载，应提供完整的结构解析过程。

（2）对于不能用现代理化方法确定结构的药品标准物质，应选用适当的方法对其组分进行确证。

2. 理化性质检查

应根据药品标准物质的特性和具体情况确定理化性质检验项目，如性状、熔点、比旋度、晶型以及干燥失重、引湿性等。

3. 纯度及有关物质检查

应根据药品标准物质的使用要求确定纯度及有关物质的检查项，如反应中间体、副产物及相关杂质等。

4. 均匀性检验

凡成批制备并分装成最小包装单元的候选药品标准物质，必须进行均匀性检验。对于分级分装的候选药品标准物质，凡由大包装分装成最小包装单元时，均应进行均匀性检验。

5. 定　值

符合上述要求后，方可进行定值。

定值的测量方法应经方法学考察证明准确可靠。应先研究测量方法、测量过程和样品处理过程所固有的系统误差和随机误差，如溶解、分离等过程中被测样品的污染和损失；对测量仪器要定期进行校准，选用具有可溯源的基准物；要有可行的质量保证体系，以保证测量结果的溯源性。

（1）定值原则

在测定一个候选化学标准品/对照品含量时，水分、有机溶剂、无机杂质和有机成分测定结果的总和应为100%。

（2）选用下列方式对候选药品标准物质定值

① 采用高准确度的绝对或权威测量方法定值

测量时，要求两个以上分析者在不同的实验装置上独立地进行操作。

② 采用两种以上不同原理的已知准确度的可靠方法定值

研究不同原理的测量方法的精密度，对方法的系统误差进行估计，采取必要的手段对方法的准确度进行验证。

③ 多个实验室协作定值

参加协作标定的实验室应具有候选药品标准物质定值的必备条件及相关实验室资质。每个实验室应采用规定的测量方法。协作实验室的数目或独立定值组数应符合统计学的要求。

五、候选国家药品标准物质的稳定性考察

（1）候选药品标准物质应在规定的储存或，使用条件下，定期进行相应特性量值的稳定性考察。

（2）稳定性考察的时间间隔可以依据先密后疏的原则。在考察期间内应有多个时间间隔的监测数据。

① 当候选药品标准物质有多个特性量值时，应选择易变的和有代表性的特性量值进行稳定性考察。

② 选择不低于定值方法精密度和具有足够灵敏度的测量方法进行稳定性考察。

③ 考察稳定性所用样品应从总样品中随机抽取，抽取的样品数对于总体样品有足够的代表性。

④ 按时间顺序进行的测量结果应在测量方法的随机不确定度范围内波动。

原则四　药品杂质分析指导原则

本原则为药品质量标准中化学合成或半合成的有机原料药及其制剂杂质分析的指导原则，供药品研究、生产、质量标准起草和修订参考。

任何影响药品纯度的物质均称为杂质。药品质量标准中的杂质是指在按照经 国家有关药品监督管理部门依法审查批准的规定工艺和规定原辅料生产的药品中，由其生产工艺或原辅料带入的杂质，或在贮存过程中产生的杂质。药品质量标准中的杂质不包括变更生产工艺或变更原辅料而产生的新的杂质，也不包括掺入或污染的外来物质。药品生产企业变更生产工艺或原辅料，并因由此带进新的杂质对原质量标准的修订，均应依法向有关药品监督管理部门申报批准。药品中不得掺入或污染药品或其组分以外的外来物质。对于假劣药品，必要时应根据具体情况，可采用非法定分析方法予以检测。

一、杂质的分类

按化学类别和特性，杂质可分为：有机杂质、无机杂质、有机挥发性杂质。按其来源，杂质可分为：有关物质（包括化学反应的前体、中间体、副产物和降解产物等）、其他杂质和外来物质等。按结构关系，杂质又可分为：其他甾体、其他生物碱、几何异构体、光学异构体和聚合物等。按其毒性，杂质又可分为毒性杂质和普通杂质等。普通杂质即为在存在量下无显著不良生物作用的杂质，而毒性杂质为具有强烈不良生物作用的杂质。由于杂质的分类方法甚多，所以，药品质量标准中检查项下杂质的项目名称，应根据国家药典会编写的《国家药品标准工作手册》的要求进行规范。如有机杂质的项目名称可参考下列原则选用。

（1）检查对象明确为某一物质时，就以该杂质的化学名作为项目名称，如磷酸可待因中的"吗啡"，氯贝丁酯中的"对氯酚"，盐酸苯海索中的"哌啶苯丙酮"，盐酸林可霉素中的"林可霉素 B"以及胰蛋白酶中的"糜蛋白酶"等。如果该杂质的化学名太长，又无通用的简称，可参考螺内酯项下的"巯基化合物"、肾上腺素中的"酮体"、盐酸地芬尼多中的"烯化合物"等，选用相宜的项目名称。在质量标准起草说明中应写明已明确杂质的结构式。

（2）检查对象不能明确为某一单一物质而又仅知为某一类物质时，其项目名称可采用"其他甾体"、"其他生物碱""其他氨基酸""还原糖""脂肪酸""芳香第一胺""含氯化合物""残留溶剂"或"有关物质"等。

（3）未知杂质仅根据检测方法选用项目名称，如"杂质吸光度""易氧化物""易炭化物""不挥发物""挥发性杂质"等。

二、质量标准中杂质检查项目的确定

新原料药和新制剂中的杂质，应按国家有关新药申报要求进行研究，也可参考 ICH（人用药品注册技术要求国际协调会）的文本 Q3A（新原料药中的杂质）和 Q3B（新制剂中的杂质）进行研究，并对杂质和降解产物进行安全性评价。新药研制部门对在合成、纯化和贮存中实际存在的杂质和潜在的杂质，应采用有效的分离分析方法进行检测。对于表观含量在 0.1%及其以上的杂质以及表观含量在 0.1%以下的具强烈生物作用的杂质或毒性杂质，予以定性或确证其结构。对在稳定性试验中出现的降解产物，也应按上述要求进行研究。新药质量标准中的杂质检查项目应包括经研究和稳定性考察检出的，并在批量生产中出现的杂质和降解产物，并包括相应的限度，结构已知和未知的这类杂质属于特定杂质（Specified Impurities）。除降解产物和毒性杂质外，在原料中已控制的杂质，在制剂中一般不再控制。原料药和制剂中的无机杂质，应根据其生产工艺、起始原料情况确定检查项目，但对于毒性无机杂质，应在质量标准中规定其检查项。

在仿制药品的研制和生产中，如发现其杂质模式与其原始开发药品不同或与已有法定质量标准规定不同，需增加新的杂质检查项目的，应按上述方法进行研究，申报新的质量标准或对原质量标准进行修订，并报有关药品监督管理部门审批。

共存的异构体和抗生素多组分一般不作为杂质检查项目，作为共存物质，必要时，在质量标准中规定其比例，以保证生产用的原料药与申报注册时的一致性。但当共存物质为毒性杂质时，该物质就不再认为是共存物质。单一对映体药物，其可能共存的其他对映体应作为杂质检查。消旋体药物，当已有其单一对映体药物的法定质量标准时，应在该消旋体药物的质量标准中设旋光度检查项目。

残留溶剂，应根据生产工艺中所用有机溶剂及其残留情况，确定检查项目。可参考本药典关于残留溶剂的要求，或参考ICH文本Q3C（残留溶剂指导原则）。对残留的毒性溶剂，应规定其检查项目。

三、杂质检查分析方法和杂质的限度

杂质检查分析方法应专属、灵敏。杂质检查应尽量采用现代分离分析手段，主成分与杂质和降解产物均能分开，其检测限应满足限度检查的要求，对于需作定量检查的杂质，方法的定量限应满足相应的要求。

杂质检查分析方法的建立应按本药典的要求进行方法验证。在研究时，应采用几种不同的分离分析方法或不同测试条件以便比对结果，选择较佳的方法作为质量标准的检查方法。杂质检查分析方法的建立，应考虑普遍适用性，所用的仪器和试材应容易获得。对于特殊试材，应在质量标准中写明。在杂质分析的研究阶段，可用可能存在的杂质、强制降解产物，分别或加入主成分中，配制供试溶液进行色谱分析，调整色谱条件，建立适用性要求，保证方法专属、灵敏。

新药研究中的杂质和降解产物，或在非新药中发现的新杂质和新降解产物，应进行分离纯化制备或合成制备，以供进行安全性和质量研究。对确实无法获得的杂质和降解产物，研制部门应在申报资料和质量标准起草说明中应写明理由。

在用现代色谱技术对杂质进行分离分析的情况下，对特定杂质中的已知杂质和毒性杂质，应使用杂质对照品进行定位；如无法获得该对照品时，可用相对保留值进行定位；特定杂质中的未知杂质可用相对保留值进行定位。应使用多波长检测器研究杂质在不同波长下的检测情况，并求得在确定的一个波长下，已知杂质，特别是毒性杂质对主成分的相对响应因子。已知杂质或毒性杂质对主成分的相对响应因子在 0.9~1.1 内时，可以用主成分的自身对照法计算含量，超出 0.9~1.1 时，宜用对照品对照法计算含量。也可用经验证的相对响应因子进行校正后计算。特定杂质中未知杂质的定量可用主成分自身对照品法进行计算。

非特定杂质（Unspecified Impurities）的限度一般为不得超过 0.10%。杂质定量计算方法应明确规定在质量标准中。一般，质量标准中还应有单个杂质限量和总杂质限量的规定。

在用薄层色谱分析杂质时，可采用杂质对照品或主成分的梯度浓度溶液比对，对杂质斑点进行半定量评估，质量标准中应规定杂质的个数及其限度。

由于色谱法杂质限度检查受色谱参数设置值的影响较大，有关操作注意事项应在起草说明中写明，必要时可在质量标准中予以规定。

杂质限度的制订应考虑如下因素：杂质及含一定限量杂质的药品的毒理学研究结果；给药途径；每日剂量；给药人群；杂质药理学可能的研究结果；原料药的来源；治疗周期；在保证安全有效的前提下，药品生产企业对生产高质量药品所需成本和消费者对药品价格的承受力。

药品质量标准对毒性杂质和毒性残留有机溶剂应严格规定限度。残留有机溶剂的限度制订可参考本药典和 ICH 的有关文本。

原则五　生物样品定量分析方法验证指导原则

一、范　围

准确测定生物基质（如全血、血清、血浆、尿）中的药物浓度，对于药物和制剂研发非常重要。这些数据可被用于支持药品的安全性和有效性，或根据毒动学、药动学和生物等效性试验的结果做出关键性决定。因此，必须完整地验证和记录应用的生物分析方法，以获得可靠的结果。

本指导原则提供生物分析方法验证的要求，也涉及非临床或临床试验样品实际分析的基本要求，以及何时可以使用部分验证或交叉验证，来替代完整验证。本指导原则二和三主要针对色谱分析方法，原则四针对配体结合分析方法。

生物样品定量分析方法验证和试验样品分析应符合本指导原则的技术要求。应该在相应的生物样品分析中遵守 GLP 原则或 GCP 原则。

二、生物分析方法验证

（一）分析方法的完整验证

分析方法验证的主要目的是证明特定方法对于测定在某种生物基质中分析物浓度的可靠性。此外，方法验证应采用与试验样品相同的抗凝剂。一般应对每个新分析方法和新分析物进行完整验证。当难于获得相同的基质时，可以采用适当基质替代，但要说明理由。

一个生物分析方法的主要特征包括：选择性、定量下限、响应函数和校正范围（标准曲线性能）、准确度、精密度、基质效应、分析物在生物基质以及溶液中储存和处理全过程中的稳定性。

有时可能需要测定多个分析物。这可能涉及两种不同的药物，也可能涉及一个母体药物及其代谢物，或一个药物的对映体或异构体。在这些情况下，验证和分析的原则适用于所有涉及的分析物。

对照标准物质在方法验证中，含有分析物对照标准物质的溶液将被加入空白生物基质中。此外，色谱方法通常使用适当的内标。

应该从可追溯的来源获得对照标准物质。应该科学论证对照标准物质的适用性。分析证书应该确认对照标准物质的纯度，并提供储存条件、失效日期和批号。对于内标，只要能证明其适用性即可，例如显示该物质本身或其相关的任何杂质不产生干扰。

当在生物分析方法中使用质谱检测时，推荐尽可能使用稳定同位素标记的内标。它们必须具有足够高的同位素纯度，并且不发生同位素交换反应，以避免结果的偏差。

1. 选择性

该分析方法应该能够区分目标分析物和内标与基质的内源性组分或样品中其他组分。应该使用至少 6 个受试者的适宜的空白基质来证明选择性（动物空白基质可以不同批次混合），它们被分别分析并评价干扰。当干扰组分的响应低于分析物定量下限响应的 20%，并低于内标响应的 5%时，通常即可接受。

应该考察药物代谢物、经样品预处理生成的分解产物以及可能的同服药物引起干扰的程度。在适当情况下，也应该评价代谢物在分析过程中回复转化为母体分析物的可能性。

2. 残　留

应该在方法建立中考察残留并使之最小，残留可能不影响准确度和精密度。应通过在注射高浓度样品或校正标样后，注射空白样品来估计残留。高浓度样品之后在空白样品中的残留应不超过定量下限的 20%，并且不超过内标的 5%。如果残留不可避免，应考虑特殊措施，在方法验证时检验并在试验样品分析时应用这些措施，以确保不影响准确度和精密度。这可能包括在高浓度样品后注射空白样品，然后分析下一个试验样品。

3. 定量下限

定量下限是能够被可靠定量的样品中分析物的最低浓度，具有可接受的准确度和精密度。定量下限是标准曲线的最低点，应适用于预期的浓度和试验目的。

4. 标准曲线

应该在指定的浓度范围内评价仪器对分析物的响应，获得标准曲线。通过加入已知浓度的分析物（和内标）到空白基质中，制备各浓度的校正标样，其基质应该与目标试验样品基质相同。方法验证中研究的每种分析物和每一分析批，都应该有一条标准曲线。

在进行分析方法验证之前，最好应该了解预期的浓度范围。标准曲线范围应该尽量覆盖预期浓度范围，由定量下限和定量上限（校正标样的最高浓度）来决定。该范围应该足够描述分析物的药动学。

应该使用至少 6 个校正浓度水平，不包括空白样品（不含分析物和内标的处理过的基质样品）和零浓度样品（含内标的处理过的基质）。每个校正标样可以被多次处理和分析。

应该使用简单且足够描述仪器对分析物浓度响应的关系式。空白和零浓度样品结果不应参与计算标准曲线参数。

应该提交标准曲线参数，测定校正标样后回算得出的浓度应一并提交。在方法验证中，至少应该评价 3 条标准曲线。

校正标样回算的浓度一般应该在标示值的±15%以内，定量下限处应该在±20%内。至少 75%校正标样，含最少 6 个有效浓度，应满足上述标准。如果某个校正标样结果不符合这些标准，应该拒绝这一标样，不含这一标样的标准曲线应被重新评价，包括回归分析。

最好使用新鲜配制的样品建立标准曲线，但如果有稳定性数据支持，也可以使用预先配制并储存的校正标样。

5. 准确度

分析方法的准确度描述该方法测得值与分析物标示浓度的接近程度，表示为：（测得值/真实值）×100%。应采用加入已知量分析物的样品来评估准确度，即质控样品。质控样品的配制应该与校正标样分开进行，使用另行配制的储备液。

应该根据标准曲线分析质控样品，将获得的浓度与标示浓度对比。准确度应报告为标示值的百分比。应通过单一分析批（批内准确度）和不同分析批（批间准确度）获得质控样品值来评价准确度。

为评价一个分析批中不同时间的任何趋势，推荐以质控样品分析批来证明准确度，其样品数不少于一个分析批预期的样品数。

（1）批内准确度

为了验证批内准确度，应取一个分析批的定量下限及低、中、高浓度质控样品，每个浓度至少用 5 个样品。浓度水平覆盖标准曲线范围：定量下限，在不高于定量下限浓度 3 倍的低浓度质控样品，标准曲线范围中部附近的中浓度质控样品，以及标准曲线范围上限约 75% 处的高浓度质控样品。准确度均值一般应在质控样品标示值的±15%之内，定量下限准确度应在标示值的±20%范围内。

（2）批间准确度

通过至少 3 个分析批，且至少两天进行，每批用定量下限以及低、中、高浓度质控样品，每个浓度至少 5 个测定值来评价。准确度均值一般应在质控样品标示值的±15%范围内，对于定量下限，应在标示值的±20%范围内。

报告的准确度和精密度的验证数据应该包括所有获得的测定结果，但是已经记录明显失误的情况除外。

6. 精密度

分析方法的精密度描述分析物重复测定的接近程度，定义为测量值的相对标准差（变异系数）。应使用与证明准确度 相同分析批样品的结果，获得在同一批内和不同批间定量下限以及低、中、高浓度质控样品的精密度。

对于验证批内精密度，至少需要一个分析批的 4 个浓度，即定量下限以及低、中、高浓度，每个浓度至少 5 个样品。对于质控样品，批内变异系数一般不得超过 15%，定量下限的变异系数不得超过 20%。

对于验证批间精密度，至少需要 3 个分析批（至少 2 天）的定量下限以及低、中、高浓度，每个浓度至少 5 个样品。对于质控样品，批间变异系数一般不得超过 15%，定量下限的变异系数不得超过 20%。

7. 稀释可靠性

样品稀释不应影响准确度和精密度。应该通过向基质中加入分析物至高于定量上限浓度，并用空白基质稀释该样品（每个稀释因子至少 5 个测定值），来证明稀释的可靠性。准确度和精密度应在±15%之内，稀释的可靠性应该覆盖试验样品所用的稀释倍数。

可以通过部分方法验证来评价稀释可靠性。如果能够证明其他基质不影响精密度和准确度，也可以接受其使用。

8. 基质效应

当采用质谱方法时，应该考察基质效应。使用至少 6 批来自不同供体的空白基质，不应使用合并的基质。如果基质难以获得，可使用少于 6 批基质，但应该说明理由。

对于每批基质，应该通过计算基质存在下的峰面积（由空白基质提取后加入分析物和内标测得），与不含基质的相应峰面积（分析物和内标的纯溶液）比值，计算每一分析物和内标的基质因子。进一步通过分析物的基质因子除以内标的基质因子，计算经内标归一化的基质因子。从 6 批基质计算的内标归一化的基质因子的变异系数不得大于 15%。该测定应分别在低浓度和高浓度下进行。

如果不能适用上述方式，例如采用在线样品预处理的情况，则应该通过分析至少 6 批基质，分别加入高浓度和低浓度（定量下限浓度 3 倍以内以及接近定量上限），来获得批间响应的变异。其验证报告应包括分析物和内标的峰面积，以及每一样品的计算浓度。这些浓度计算值的总体变异系数不得大于 15%。

除正常基质外，还应关注其他样品的基质效应，例如溶血的或高血脂的血浆样品等。

9. 稳定性

必须在分析方法的每一步骤确保稳定性，用于检查稳定性的条件，例如样品基质、抗凝剂、容器材料、储存和分析条件，都应该与实际试验样品的条件相似。用文献报道的数据证明稳定性是不够的。

采用低和高浓度质控样品（空白基质加入分析物至定量下限浓度 3 倍以内以及接近定量上限），在预处理后以及在所评价的条件储存后立即分析。由新鲜制备的校正标样获得标准曲线，根据标准曲线分析质控样品，将测得浓度与标示浓度相比较，每一浓度的均值与标示浓度的偏差应在±15%范围内。

应通过适当稀释，考虑到检测器的线性和测定范围，检验储备液和工作溶液的稳定性。

稳定性检查应考察不同储存条件，时间尺度应不小于试验样品储存的时间。

通常应该进行下列稳定性考察：

（1）分析物和内标的储备液和工作溶液的稳定性。

（2）从冰箱储存条件到室温或样品处理温度，基质中分析物的冷冻和融化稳定性。

（3）基质中分析物在冰箱储存的长期稳定性。

此外，如果适用，也应该进行下列考察：

（4）处理过的样品在室温下或在试验过程储存条件下的稳定性。

（5）处理过的样品在自动进样器温度下的稳定性。

在多个分析物试验中，特别是对于生物等效性试验，应该关注每个分析物在含所有分析物基质中的稳定性。

应特别关注受试者采血时，以及在储存前预处理的基质中分析物的稳定性，以确保由分析方法获得的浓度反映受试者采样时刻的分析物浓度。可能需要根据分析物的结构，按具体情况证明其稳定性。

（二）部分验证

在对已被验证的分析方法进行小幅改变情况下，根据改变的实质内容，可能需要部分方法验证。可能的改变包括：生物分析方法转移到另一个实验室、改变仪器、校正浓度范围、样品体积、其他基质或物种、改变抗凝剂、样品处理步骤、储存条件等。应报告所有的改变，并对重新验证或部分验证的范围说明理由。

(三) 交叉验证

应用不同方法从一项或多项试验获得数据，或者应用同一方法从不同试验地点获得数据时，需要互相比较这些数据时，需要进行分析方法的交叉验证。如果可能，应在试验样品被分析之前进行交叉验证，同一系列质控样品或试验样品应被两种分析方法测定。对于质控样品，不同方法获得的平均准确度应在±15%范围内，如果放宽，应该说明理由。对于试验样品，至少67%样品测得的两组数值差异应在两者均值的±20%范围内。

三、试验样品分析

在分析方法验证后，可以进行试验样品或受试者样品分析。需要在试验样品分析开始前证实生物分析方法的效能。

应根据已验证的分析方法处理试验样品以及质控样品和校正标样，以保证分析批被接受。

(一) 分析批

一个分析批包括空白样品和零浓度样品，包括至少6个浓度水平的校正标样，至少3个浓度水平质控样品（低、中、高浓度双重样品，或至少试验样品总数的5%，两者中取数目较多者），以及被分析的试验样品。所有样品（校正标样、质控和试验样品）应按照它们将被分析的顺序，在同一样品批中被处理和提取。一个分析批包括的样品在同一时间处理，即没有时间间隔，由同一分析者相继处理，使用相同的试剂，保持一致的条件。质控样品应该分散到整个批中，以此保证整个分析批的准确度和精密度。

对于生物等效性试验，建议一名受试者的全部样品在同一分析批中分析，以减少结果的变异。

(二) 分析批的接受标准

应在分析试验计划或标准操作规程中，规定接受或拒绝一个分析批的标准。在整个分析批包含多个部分批次的情况，应该针对整个分析批，也应该针对分析批中每一部分批次样品定义接受标准。应该使用下列接受标准：

校正标样测定回算浓度一般应在标示值的±15%范围内，定量下限应在±20%范围内。不少于6个校正标样，至少75%标样应符合这些标准。如果校正标样中有一个不符合标准，则应该拒绝这个标样，重新计算不含该标样的标准曲线，并进行回归分析。

质控样品的准确度值应该在标示值的±15%范围内。至少67%质控样品，且每一浓度水平至少50%样品应符合这一标准。在不满足这些标准的情况下，应该拒绝该分析批，相应的试验样品应该重新提取和分析。

在同时测定几个分析物的情况下，对每个分析物都要有一条标准曲线。如果一个分析批对于一个分析物可以接受，而对于另一个分析物不能接受，则接受的分析物数据可以被使用，但应该重新提取和分析样品，测定被拒绝的分析物。

如果使用多重校正标样，其中仅一个定量下限或定量上限标样不合格，则校正范围不变。

所有接受的分析批，每个浓度质控样品的平均准确度和精密度应该列表，并在分析报告中给出。如果总平均准确度和精密度超过15%，则需要进行额外的考察，说明该偏差的理由。

在生物等效性试验情况下，这可能导致数据被拒绝。

（三）校正范围

如果在试验样品分析开始前，已知或预期试验样品中的分析物浓度范围窄，则推荐缩窄标准曲线范围，调整质控样品浓度，或者适当加入质控样品新的浓度，以充分反映试验样品的浓度。

如果看起来很多试验样品的分析物浓度高于定量上限，在可能的情况下，应该延伸标准曲线的范围，加入额外浓度的质控样品或改变其浓度。

至少 2 个质控样品浓度应该落在试验样品的浓度范围内。如果标准曲线范围被改变，则生物分析方法应被重新验证（部分验证），以确认响应函数并保证准确度和精密度。

（四）试验样品的重新分析和报告值选择

应该在试验计划或标准操作规程中预先确定重新分析试验样品的理由以及选择报告值的标准。在试验报告中应该提供重新分析的样品数目以及占样品总数的比例。

重新分析试验样品可能基于下列理由：

（1）由于校正标样或质控样品的准确度或精密度不符合接受标准，导致一个分析批被拒绝。

（2）内标的响应与校正标样和质控样品的内标响应差异显著。

（3）进样不当或仪器功能异常。

（4）测得的浓度高于定量上限，或低于该分析批的定量下限，且该批的最低浓度标样从标准曲线中被拒绝，导致比其他分析批的定量下限高。

（5）在给药前样品或安慰剂样品中测得可定量的分析物。

（6）色谱不佳。

对于生物等效性试验，通常不能接受由于药动学理由重新分析试验样品。

在由于给药前样品阳性结果或者由于药动学原因进行重新分析的情况下，应该提供重新分析样品的身份、初始值、重新分析的理由、重新分析获得值、最终接受值以及接受理由。

在仪器故障的情况下，如果已经在方法验证时证明了重新进样的重现性和进样器内稳定性，则可以将已经处理的样品重新进样。但对于拒绝的分析批，则需要重新处理样品。

（五）色谱积分

应在标准操作规程中描述色谱的积分以及重新积分。任何对该标准操作规程的偏离都应在分析报告中讨论。实验室应该记录色谱积分参数，在重新积分的情况下，记录原始和最终的积分数据，并在要求时提交。

（六）用于评价方法重现性的试验样品再分析

在方法验证中使用校正标样和质控样品可能无法模拟实际试验样品。例如，蛋白结合、已知和未知代谢物的回复转化、样品均一性或同服药物引起的差异，可能影响这些样品在处理和储存过程中分析物的准确度和精密度。因此，推荐通过在不同天后，在另外一个分析批中重新分析试验样品，来评价实际样品测定的准确度。检验的范围由分析物和试验样品决定，并应该基于对分析方法和分析物的深入理解,建议获得 c_{max} 附近和消除相样品的结果。一般应该重新分析10%样品,如果样品总数超过1000,则超出部分重新分析5%样品。

对于至少 67%的重复测试,原始分析测得的浓度和重新分析测得的浓度之间的差异应在两者均值的±20%范围内。

试验样品再分析显示偏差结果的情况下,应该进行考察,采取足够的步骤优化分析方法。至少在下列情形下,应该进行试验样品的再分析:

(1)毒动学试验,每个物种一次。
(2)所有关键性的生物等效性试验。
(3)首次用于人体的药物试验。
(4)首次用于患者的药物试验。
(5)首次用于肝或肾功能不全患者的药物试验。

对于动物试验,可能仅需要在早期关键性试验中进行实际样品的再分析,例如涉及给药剂量和测得浓度关系的试验。

四、配体结合分析

配体结合分析主要用于大分子药物。前述的验证原则以及对试验样品分析的考虑一般也适用。但是由于大分子固有的特点和结构复杂性,使其难以被提取,所以常常在无预先分离的情况下测定分析物。此外,方法的检测终点并不直接来自分析物的响应,而来自其他结合试剂产生的间接信号。配体结合分析中,每个校正标样、质控样品以及待测样品一般都采用复孔分析。如无特殊说明,本节以双孔分析为原则。

(一)方法验证前的考量

1. 标准品选择

生物大分子具有不均一性,其中成分的效价与免疫反应可能存在差异。因此应对标准品进行充分表征。应尽量使用纯度最高的标准品。用于配制校正标样和质控样品的标准品应尽量与临床和非临床试验使用的受试品批号相同。标准品批号变更时,应尽量对其进行表征和生物分析评价,以确保方法性能不变。

2. 基质选择

一般不推荐使用经碳吸附、免疫吸附等方法提取过的基质,或透析血清、蛋白缓冲液等替代实际样品基质建立分析方法。但在某些情况下,复杂生物基质中可能存在高浓度与分析物结构相关的内源性物质,其高度干扰导致根本无法测定分析物。在无其他可选定量策略的前提下,可允许使用替代基质建立分析方法,但应对使用替代基质建立方法的必要性加以证明。

可采用替代基质建立标准曲线,但质控样品必须用实际样品基质配制,应通过计算准确度来证明基质效应的消除。

3. 最低需求稀释度的确定

分析方法建立与验证过程中,可能需要对基质进行必要的稀释,以降低其产生的高背景信号。在此情况下，应考察最低需求稀释度。它是指分析方法中为提高信噪比、减少基质干扰、优化准确度与精密度而必须使用缓冲液对生物样品进行稀释的最小倍数。应使用与试验样品相同的基质来配制加药样品来确定最低需求稀释度。

4. 试　剂

方法的关键试剂，如结合蛋白、适配子、抗体或偶联抗体、酶等，对分析结果会产生直接影响，因此须确保质量。如果在方法验证或样品分析过程中，关键试剂批次发生改变，须确认方法性能不因此改变，从而确保不同批次结果的一致性。

无论是关键试剂，还是缓冲液、稀释液、酸化剂等非关键试剂，都应对维持其稳定性的保障条件进行记录，以确保方法性能长期不变。

（二）方法验证

1. 完整验证

（1）标准曲线与定量范围

标准曲线反映了分析物浓度与仪器响应值之间的关系。在配体结合分析方法中，标准曲线的响应函数是间接测得的，一般呈非线性，常为 S 形曲线。

应使用至少 6 个有效校正标样浓度建立标准曲线。校正标样应在预期定量范围对数坐标上近似等距离分布。除校正标样外，可使用锚定点辅助曲线拟合。

验证过程中，须至少对 6 个独立的分析批进行测定，结果以列表形式报告，以确定标准曲线回归模型整体的稳健性。拟合时，一条标准曲线允许排除由于明确或不明原因产生失误的浓度点。排除后应至少有75%的校正标样回算浓度在标示值的±20%（定量下限与定量上限在±25%）范围内。定量下限与定量上限之间的浓度范围为标准曲线的定量范围。锚定点校正样品是处于定量范围之外的标样点，用于辅助拟合配体结合分析的非线性回归标准曲线，因其在定量范围之外，可不遵循上述接受标准。

（2）特异性

特异性是指在样品中存在相关干扰物质的情况下，分析方法能够准确、专一地测定分析物的能力。结构相关物质或预期合用药物应不影响方法对分析物的测定。如在方法建立与验证阶段无法获取结构相关物质，特异性评价可在最初方法验证完成后补充进行。应采用未曾暴露于分析物的基质配制高浓度与低浓度质控样品，加入递增浓度的相关干扰物质或预期合用药物进行特异性考察，未加入分析物的基质也应同时被测量。要求至少 80%以上的质控样品准确度在±20% 范围内（如果在定量下限水平，则在±25%范围内），且未加入分析物的基质的测量值应低于定量下限。

（3）选择性

方法的选择性是指基质中存在非相关物质的情况下，准确测定分析物的能力。由于生物大分子样品一般不经提取，基质中存在的非相关物质可能会干扰分析物的测定。应通过向至少 10 个不同来源的基质加入定量下限和定量上限水平的分析物来考察选择性，也应同时测量未加入分析物的基质。选择性考察要求至少 80%以上的样品准确度在±20%范围内（如果在定量下限水平，则在±25%范围内），且未加入分析物的基质的测量值应低于定量下限。如果干扰具有浓度依赖性，则须测定发生干扰的最低浓度。在此情况下，可能需要在方法验证之前调整定量下限。根据项目需要，可能需要针对病人群体基质或特殊基质（如溶血基质或高血脂基质）考察选择性。

（4）精密度与准确度

应选择至少 5 个浓度的质控样品进行准确度、精密度以及方法总误差考察。包括定量下限浓度、低浓度质控（定量下限浓度的 3 倍以内）、中浓度质控（标准曲线中段）、高浓度质控（定量上限浓度 75%以上）以及定量上限浓度质控。低、中、高浓度质控标示值不得与校正标样浓度标示值相同，质控样品应经过冷冻，并与试验样品采用相同的方法进行处理。不建议采用新鲜配制的质控样品进行精密度与准确度考察。批间考察应在数日内进行至少 6 个独立的分析批测定。每批内应包含至少 3 套质控样品（每套含至少 5 个浓度的质控样品）。对于批内和批间准确度，各浓度质控样品的平均浓度应在标示值的±20%（定量下限和定量上限为±25%）范围内。批内和批间精密度均不应超过 20%（定量下限和定量上限为 25%）。此外，方法总误差（即%相对偏差 绝对值与%变异系数之和）不应超过 30%（定量下限和定量上限为 40%）。

（5）稀释线性

在标准曲线定量范围不能覆盖预期样品浓度的情况下，应使用质控样品进行方法的稀释线性考察，即评价样品浓度超过分析方法的定量上限时，用空白基质将样品浓度稀释至定量范围内后，方法能否准确测定。进行稀释实验的另一目的是考察方法是否存在"前带"或"钩状"效应，即高浓度分析物引起的信号抑制。

稀释线性考察中，稀释至定量范围内的每个 QC 样品经稀释度校正后的回算浓度应在标示值的±20%范围内，且所有 QC 样品回算终浓度的精密度不超过 20%。

（6）平行性

为发现可能存在的基质效应，或代谢物的亲和性差异，在可获得真实试验样品的情况下，应考虑对标准曲线和系列稀释的试验样品之间进行平行性考察。应选取高浓度试验样品（最好采用超出定量上限的样品），用空白基质将其稀释到至少 3 个不同浓度后进行测定，系列稀释样品间的精密度不应超过 30%。如果存在样品稀释非线性的情况（即非平行性），则应按事先的规定予以报告。如果在方法验证期间无法获取真实试验样品，则应在获得真实试验样品后尽快进行平行性考察。

（7）样品稳定性

应使用低、高浓度质控样品考察分析物的稳定性。稳定性考察应包括室温或样品处理温度下的短期稳定性，以及冻-融稳定性。此外，如果试验样品需要长期冻存，则应在可能冻存样品的每个温度下进行长期稳定性考察。每一浓度质控样品应有 67%以上的样品浓度在标示值的±20%范围内。

（8）商品化试剂盒

商品化试剂盒可以用来进行试验样品分析，但使用前必须按本指导原则的要求对其进行验证。

2. 部分验证和交叉验证

在二、（二）和二、（三）中叙述的关于验证的各项内容都适用于配体结合分析。

(三)试验样品分析

1. 分析批

配体结合分析中最常使用微孔板,一个微孔板通常为一个分析批。每个微孔板应包含一套独立的标准曲线和质控样品,以校准板间差异。在使用某些平台时,单个样品载体的通量可能有限,此时允许一个分析批包含多个载体。可在该分析批的首个与末个载体各设置一套标准曲线,同时在每一载体上设置质控样品。所有样品均应复孔测定。

2. 试验样品分析的接受标准

对于每个分析批,除锚定点外,标准曲线须有75%以上的校正标样(至少6个)回算浓度在标示值的±20%(定量下限和定量上限为±25%)范围内。

每块板应含有至少2套3水平(低、中、高浓度)的复设质控样品。在试验样品测试过程的验证中,质控样品的复设数量应与试验样品分析一致。每块板至少67%的质控样品应符合准确度在±20%范围以内,精密度不超过20%的标准,且每一浓度水平的质控样品中至少50%符合上述标准。

3. 实际样品再分析

再分析样品的接受标准为初测浓度与复测浓度都在二者均值的±30%范围内,再分析样品中至少67%应符合该接受标准。

五、试验报告

(一)方法验证报告

如果方法验证报告提供了足够详细的信息,则可以引用主要分析步骤的标准操作规程标题,否则应该在报告后面附上这些标准操作规程的内容。全部源数据应该以其原始格式保存,并根据要求提供。应该记录任何对验证计划的偏离。

方法验证报告应该包括至少下列信息:
(1)验证结果概要。
(2)所用分析方法的细节,如果参考了已有方法,给出分析方法的来源。
(3)摘要叙述分析步骤(分析物,内标,样品预处理、提取和分析)。
(4)对照标准品(来源,批号,分析证书,稳定性和储存条件)。
(5)校正标样和质控样品(基质,抗凝剂,预处理,制备日期和储存条件)。
(6)分析批的接受标准。
(7)分析批:所有分析批列表,包括校正范围、响应函数、回算浓度、准确度;所有接受分析批的质控样品结果列表;储备液、工作溶液、质控在所用储存条件下的稳定性数据。选择性、定量下限、残留、基质效应和稀释考察数据。
(8)方法验证中得到的意外结果,充分说明采取措施的理由。
(9)对方法或对标准操作规程的偏离。

所有测定及每个计算浓度都必须出现在验证报告中。

（二）样品分析报告

样品分析报告应该引用该试验样品分析的方法验证报告，还应包括对试验样品的详细描述。

全部源数据应该以其原始格式保存，并根据要求提供。应该在分析报告中讨论任何对试验计划、分析步骤或标准操作规程的偏离。

分析报告应至少包括下列信息：
（1）对照标准品。
（2）校正标样和质控样品的储存条件。
（3）简要叙述分析批的接受标准，引用特定的试验计划或标准操作规程。
（4）样品踪迹（接收日期和内容，接收时样品状态，储存地点和条件）。
（5）试验样品分析：所有分析批和试验样品列表，包括分析日期和结果；所有接受的分析批的标准曲线结果列表；所有分析批的质控结果列表，落在接受标准之外的数值应该清楚标出。
（6）失败的分析批数目和日期。
（7）对方法或标准操作规程的偏离。
（8）重新分析结果。

试验样品再分析的结果可以在方法验证报告、样品分析报告或者在单独的报告中提供。

对于生物等效性试验等，应在样品分析报告之后按规定附上受试者分析批的全部色谱图，包括相应的质控样品和校正标样的色谱图。

原则六 药品质量标准分析方法验证指导原则

药品质量标准分析方法验证的目的是证明采用的方法适合于相应检测要求。在建立药品质量标准时，分析方法需经验证；在药品生产工艺变更、制剂的组分变更、原分析方法进行修订时，则质量标准分析方法也需进行验证。方法验证理由、过程和结果均应记载在药品质量标准起草说明或修订说明中。生物制品质量控制中采用的方法包括理化分析方法和生物学测定方法，其中理化分析方法的验证原则与化学药品基本相同，所以可参照本指导原则进行，但在进行具体验证时还需要结合生物制品的特点考虑；相对于理化分析方法而言，生物学测定方法存在更多的影响因素，因此本指导原则不涉及生物学测定方法验证的内容。

验证的分析项目有：鉴别试验、限量或定量检查、原料药或制剂中有效成分含量测定，以及制剂中其他成分（如防腐剂等，中药中其他残留物、添加剂等）的测定。药品溶出度、释放度等检查中，其溶出量等的测定方法也应进行必要验证。

验证指标有：准确度、精密度（包括重复性、中间精密度和重现性）、专属性、检测限、定量限、线性、范围和耐用性。在分析方法验证中，须采用标准物质进行试验。由于分析方法具有各自的特点，并随分析对象而变化，因此需要视具体方法拟订验证的指标。表 8-1 中列出的分析项目和相应的验证指标可供参考。

表 8-1 检验项目和验证指标

项目 内容	鉴别	杂质测定 定量	杂质测定 限度	含量测定及溶出量测定	校正因子
准确度	—	+	—	+	+
精密度					
重复性	—	—	—	+	+
中间精密度	—	+①	—	+①	+
专属性②	+	+	+	+	—
检测限	—	—③	+	—	+
定量限		+			
线性	—	+	—	+	+
范围	—	+	—	+	+
耐用性	+	+	+	+	+

注：① 已有重现性验证，不需验证中间精密度。
② 如一种方法不够专属，可用其他分析方法予以补充。
③ 视具体情况予以验证。

一、准确度

准确度是指采用该方法测定的结果与真实值或参考值接近的程度，一般用回收率（%）表示。准确度应在规定的范围内测定。

1. 化学药含量测定方法的准确度

原料药采用对照品进行测定，或用本法所得结果与已知准确度的另一个方法测定的结果进行比较。制剂可在处方量空白辅料中，加入已知量被测物对照品进行测定。如不能得到制剂辅料的全部组分，可向待测制剂中加入已知量的被测物对照品进行测定，或用所建立方法的测定结果与已知准确度的另一种方法测定结果进行比较。准确度也可由所测定的精密度、线性和专属性推算出来。

2. 化学药杂质定量测定的准确度

可向原料药或制剂处方量空白辅料中加入已知量杂质进行测定。如不能得到杂质或降解产物对照品，可用所建立方法测定的结果与另一成熟的方法进行比较，如药典标准方法或经过验证的方法。在不能测得杂质或降解产物的校正因子或不能测得对主成分的相对校正因子的情况下，可用不加校正因子的主成分自身对照法计算杂质含量。应明确表明单个杂质和杂质总量相当于主成分的重量比（%）或面积比（%）。

3. 中药化学成分测定方法的准确度

可用对照品进行加样回收率测定，即向已知被测成分含量的供试品中再精密加入一定量的被测成分对照品，依法测定。用实测值与供试品中含有量之差，除以加入对照品量计算回收率［式（8-3）］。在加样回收试验中须注意对照品的加入量与供试品中被测成分含有量之和必须在标准曲线线性范围之内；加入对照品的量要适当，过小则引起较大的相对误差，过大则干扰成分相对减少，真实性差。

$$回收率\% = (C-A)/B \times 100\% \tag{8-3}$$

式中　A——供试品所含被测成分量；
　　　B——加入对照品量；
　　　C——实测值。

4. 校正因子的准确度

对色谱方法而言，绝对（或定量）校正因子是指单位面积的色谱峰代表的待测物质的量。待测定物质与所选定的参照物质的绝对校正因子之比，即为相对校正因子。相对校正因子计算法常应用于化学药有关物质的测定、中药材及其复方制剂中多指标成分的测定。校正因子的表示方法很多，本指导原则中的校正因子是指气相色谱法和高效液相色谱法中的相对重量校正因子。

相对校正因子可采用替代物（对照品）和被替代物（待测物）标准曲线斜率比值进行比较获得。采用紫外吸收检测器时，可将替代物（对照品）和被替代物（待测物）在规定波长和溶剂条件下的吸收系数比值进行比较，计算获得。

5. 数据要求

在规定范围内，取同一浓度（相当于100%浓度水平）的供试品，用至少测定6份样品的结果进行评价；或设计3种不同浓度，每种浓度分别制备3份供试品溶液进行测定，用9份样品的测定结果进行评价。对于化学药，一般中间浓度加入量与所取供试品中待测定成分量之比控制在1∶1左右，建议高、中、低浓度对照品加入量与所取供试品中待测定成分量之比控制在1.2∶1，1∶1，0.8∶1左右。应报告已知加入量的回收率（%），或测定结果平均值与真实值之差及其相对标准偏差或置信区间（置信度一般为95%）；对于中药，一般中间浓度加入量与所取供试品中待测定成分量之比控制在1∶1左右，建议高、中、低浓度对照品加入量与所取供试品中待测定成分量之比控制在1.5∶1，1∶1，0.5∶1左右。应报告供试品取样量、供试品中含有量、对照品加入量、测定结果和回收率（%）计算值，以及回收率（%）的相对标准偏差（RSD%）或置信区间。对于校正因子，应报告测定方法、测定结果和RSD%。样品中待测定成分含量和回收率限度关系可参考表8-2。在基质复杂、组分含量低于0.01%及多成分等分析中，回收率限度可适当放宽。

表8-2　样品中待测定成分含量和回收率限度

待测定成分含量	回收率限度/%
100%	98~101
10%	95~102
1%	92~105
0.1%	90~108
0.01%	85~110
10 μg/g（ppm）	80~115
1 μg/g	75~120
10 μg/g	70~125

二、精密度

精密度是指在规定的条件下，同一份均匀供试品，经多次取样测定所得结果之间的接近程度。精密度一般用偏差、标准偏差或相对标准偏差表示。

在相同条件下，由同一个分析人员测定所得结果的精密度称为重复性；在同一个实验室，不同时间由不同分析人员用不同设备测定结果之间的精密度，称为中间精密度；在不同实验室由不同分析人员测定结果之间的精密度，称为重现性。

含量测定和杂质的定量测定应考察方法的精密度。

1. 重复性

在规定范围内，取同一浓度（相当于100%浓度水平）的供试品，用至少测定6份的结果进行评价；或设计3种不同浓度，每种浓度分别制备3份供试品溶液进行测定，用9份样品的测定结果进行评价。采用9份测定结果进行评价时：对于化学药，一般中间浓度加入量与所取供试品中待测定成分量之比控制在1∶1左右，建议高、中、低浓度对照品加入量与所取供试品中待测定成分量之比控制在1.2∶1，1∶1，0.8∶1左右；对于中药，一般中间浓度加入量与所取供试品中待测定成分量之比控制在1∶1左右；建议高、中、低浓度对照品加入量与所取供试品中待测定成分量之比控制在1.5∶1，1∶1，0.5∶1左右。

2. 中间精密度

考察随机变动因素如不同日期、不同分析人员、不同仪器对精密度的影响，应设计方案进行中间精密度试验。

3. 重现性

国家药品质量标准采用的分析方法，应进行重现性试验，如通过不同实验室检验获得重现性结果。协同检验的目的、过程和重现性结果均应记载在起草说明中。应注意重现性试验用样品质量的一致性及贮存运输中的环境对该一致性的影响，以免影响重现性结果。

4. 数据要求

均应报告偏差、标准偏差、相对标准偏差或置信区间。样品中待测定成分含量和精密度可接受范围参考表8-3。在基质复杂、含量低于0.01%及多成分等分析中，精密度接受范围可适当放宽。

表8-3　样品中待测定成分含量和精密度RSD可接受范围

待测定成分含量	重复性（RSD%）	重现性（RSD%）
100%	1	2
10%	1.5	3
1%	2	4
0.1%	3	6
0.01%	4	8
10 μg/g（10^{-6}）	6	11
1 μg/g	8	16
10 μg/g（10^{-12}）	15	32

三、专属性

专属性是指在其他成分（如杂质、降解产物、辅料等）存在下，采用的分析方法能正确测定被测物的能力。鉴别反应、杂质检查和含量测定方法，均应考察其专属性。如方法专属性不强，应采用多种不同原理的方法予以补充。

1. 鉴别反应

应能区分可能共存的物质或结构相似化合物。不含被测成分的供试品，以及结构相似或组分中的有关化合物，应均呈阴性反应。

2. 含量测定和杂质测定

采用色谱法和其他分离方法，应附代表性图谱，以说明方法的专属性，并应标明各成分在图中的位置，色谱法中的分离度应符合要求。

在杂质对照品可获得的情况下，对于含量测定，试样中可加入杂质或辅料，考察测定结果是否受干扰，并可与未加杂质或辅料的试样比较测定结果。对于杂质检查，也可向试样中加入一定量的杂质，考察各成分包括杂质之间能否得到分离。

在杂质或降解产物不能获得的情况下，可将含有杂质或降解产物的试样进行测定，与另一个经验证了的方法或药典方法比较结果。也可用强光照射、高温、高湿、酸（碱）水解或氧化等方法进行加速破坏，以研究可能存在的降解产物和降解途径对含量测定和杂质测定的影响。含量测定方法应比对两种方法的结果，杂质检查应比对检出的杂质个数。必要时可采用光二极管阵列检测和质谱检测，进行峰纯度检查。

四、检测限

检测限是指试样中被测物能被检测出的最低量。药品的鉴别试验和杂质检查方法，均应通过测试确定方法的检测限。检测限仅作为限度试验指标和定性鉴别的依据，没有定量意义。常用的方法如下：

1. 直观法

用已知浓度的被测物，试验出能被可靠地检测出的最低浓度或量。

2. 信噪比法

用于能显示基线噪声的分析方法，即把已知低浓度试样测出的信号与空白样品测出的信号进行比较，计算出能被可靠地检测出的被测物质最低浓度或量。一般以信噪比为3∶1或2∶1时相应浓度或注入仪器的量确定检测限。

3. 基于响应值标准偏差和标准曲线斜率法

按照下列公式计算：

$$LOD = 3.3\delta/S \qquad (8\text{-}4)$$

式中　LOD——检测限；

δ——响应值的偏差；

S——标准曲线的斜率。

δ 可以通过下列方法测得：① 测定空白值的标准偏差；② 标准曲线的剩余标准偏差或截距的标准偏差来代替。

4. 数据要求

上述计算方法获得的检测限数据须用含量相近的样品进行验证。应附测定图谱，说明试验过程和检测限结果。

五、定量限

定量限是指试样中被测物能被定量测定的最低量，其测定结果应符合准确度和精密度要求。对微量或痕量药物分析、定量测定药物杂质和降解产物时，应确定方法的定量限。常用的方法如下。

1. 直观法

用已知浓度的被测物，试验出能被可靠地定量测定的最低浓度或量。

2. 信噪比法

用于能显示基线噪声的分析方法，即把已知低浓度试样测出的信号与空白样品测出的信号进行比较，计算出能被可靠地定量的被测物质的最低浓度或量。一般以信噪比为 10∶1 时相应浓度或注入仪器的量确定定量限。

3. 基于响应值标准偏差和标准曲线斜率法

按照下列公式计算：

$$LOQ = 10\delta/S \tag{8-5}$$

式中　LOQ——定量限；

δ——响应值的偏差；

S——标准曲线的斜率。

δ 可以通过下列方法测得：① 测定空白值的标准偏差；② 采用标准曲线的剩余标准偏差或是截距的标准偏差来代替。

4. 数据要求

上述计算方法获得的定量限数据须用含量相近的样品进行验证。应附测定图谱，说明测试过程和定量限结果，包括准确度和精密度验证数据。

六、线　性

线性是指在设计的范围内，测定响应值与试样中被测物浓度呈比例关系的程度。应在规定的范围内测定线性关系。可用同一对照品贮备液经精密稀释，或分别精密称取对照品，制备一系列对照品溶液的方法进行测定，至少制备 5 份不同浓度的对照品溶液。以测得的响应信号对被测物的浓度作图，观察是否呈线性，再用最小二乘法进行线性回归。必要时，响应信号可经数学转换，再进行线性回归计算。或者可采用描述浓度-响应关系的非线性模型。

数据要求：应列出回归方程、相关系数和线性图（或其他数学模型）。

七、范　围

范围是指分析方法能达到一定精密度、准确度和线性要求时的高低限浓度或量的区间。范围应根据分析方法的具体应用及其线性、准确度、精密度结果和要求确定。原料药和制剂含量测定，范围一般为测定浓度的 80%～120%；制剂含量均匀度检查，范围一般为测定浓度的 70%～130%，特殊剂型，如气雾剂和喷雾剂，范围可适当放宽；溶出度或释放度中的溶出量测定，范围一般为限度的±30%，如规定了限度范围，则应为下限的-20%至上限的+20%；杂质测定，范围应根据初步实际测定数据，拟定为规定限度的±20%。如果含量测定与杂质检查同时进行，用峰面积归一化法进行计算，则线性范围应为杂质规定限度的-20%至含量限度（或上限）的+20%。

在中药分析中，范围应根据分析方法的具体应用和线性、准确度、精密度结果及要求确定。对于有毒的、具特殊功效或药理作用的成分，其验证范围应大于被限定含量的区间。

校正因子测定时，范围一般应根据其应用对象的测定范围确定。

八、耐用性

耐用性是指在测定条件有小的变动时，测定结果不受影响的承受程度，为所建立的方法用于日常检验提供依据。开始研究分析方法时，就应考虑其耐用性。如果测定条件要求苛刻，则应在方法中写明，并注明可以接受变动的范围。可以先采用均匀设计确定主要影响因素，再通过单因素分析等确定变动范围。典型的变动因素有：被测溶液的稳定性、样品的提取次数、时间等。高效液相色谱法中典型的变动因素有：流动相的组成和 pH 值、不同品牌或不同批号的同类型色谱柱、柱温、流速等。气相色谱法变动因素有：不同品牌或批号的色谱柱、固定相、不同类型的担体、载气流速、柱温、进样口和检测器温度等。

经试验测定条件小的变动应能满足系统适用性试验要求，以确保方法的可靠性。

原则七　药物制剂人体生物利用度和生物等效性试验指导原则

生物利用度是指活性物质从药物制剂中释放并被吸收后，在作用部位可利用的速度和程度，通常用血浆浓度-时间曲线来评估。口服固体制剂的生物利用度数据提供了该制剂与溶液、混悬剂或静脉剂型的生物利用度比较，以及吸收进入系统循环的相对分数的估计。此外，生物利用度试验提供关于分布和消除、食物对药物吸收的影响、剂量比例关系、活性物质以及某些情况下非活性物质药动学的线性等其他有用的药动学信息。

如果含有相同活性物质的两种药品药剂学等效或药剂学可替代，并且它们在相同摩尔剂量下给药后，生物利用度（速度和程度）落在预定的可接受限度内，则被认为生物等效。设置这些限度以保证不同制剂中药物的体内行为相当,即两种制剂具有相似的安全性和有效性。

在生物等效性试验中,一般通过比较受试药品和参比药品的相对生物利用度,根据选定的药动学参数和预设的接受限,对两者的生物等效性做出判定。血浆浓度-时间曲线下面积 AUC 反映暴露的程度,最大血浆浓度 c_{max},以及达到最大血浆浓度的时间 t_{max},是受到吸收速度影响的参数。

本指导原则的主要目的是提出对生物等效性试验的设计、实施和评价的相关要求,也讨论使用体外试验代替体内试验的可能性。

一、普通剂型生物等效性试验的设计、实施和评价

(一) 范 围

本节内容规定了对全身作用的普通剂型生物等效性试验的设计、实施和评价的要求。

生物等效性是仿制药品申请的基础。建立生物等效性的目的是证明仿制药品和一个参比药品生物等效,以桥接与参比药品相关的临床前试验和临床试验。仿制药品应当与参比药品的活性物质组成和含量相同,以及药剂学形式相同,并且其与参比药品的生物等效性被适当的生物利用度试验所证明。一个活性物质不同的盐、异构体混合物或配合物,被认为是相同的活性物质,除非它们在安全性或有效性方面的性质差异显著。此外,各种普通口服药物剂型也被认为药剂学形式相同。

本指导原则的范围仅限于化学药物。对于比较生物药物和参比药品的推荐方法参见关于生物药品的指导原则。虽然生物等效的概念可能被用于中药,但本指导原则给出的基本原则不适用于活性组分没有被明确定义的中药。

在不能用药物浓度证明生物等效性的情况下,少数例外可能需要药效动力学或临床终点试验。这种情况可参照治疗领域的专门指南。

(二) 试验设计

试验的数目和试验设计依赖于药物的物理化学特性、药动学性质和组成的比例,因此必须说明相应的理由。特别是可能需要说明线性药动学、需要进行餐后和空腹状态试验、需要进行对映体选择性分析以及对额外剂量的生物豁免。

设计试验的方式应该能够从其他影响因素中区分出制剂的影响。

1. 标准设计

如果比较两种制剂,则推荐随机、双周期、双顺序的单剂量交叉试验。应通过洗净期来分开给药周期,洗净期应足以确保在所有受试者第二周期开始时药物浓度低于生物分析定量下限,通常为达到这一要求至少需要 7 个消除半衰期。

2. 备选设计

在某些情况下,只要试验设计和统计分析足够完善,可以考虑备选的良好试验设计,例如对于半衰期非常长的药物采用平行试验,以及对药动学性质高度变异的药物采用多次给药试验。

当由于耐受性原因不能在健康受试者进行单剂量试验,并且对患者不适于进行单剂量试验时,可以接受对患者进行多剂量试验。

(三)参比药品和受试药品

1. 参比药品

必须引用参比药品的资料,该药品已经在中国获得上市授权或特别批准进口,具有全面的资料。申请者应该对参比药品的选择说明理由。

对于仿制药品申请,受试药品通常与可从市场获得的参比药品相应的剂型比较。该药品已有多个上市剂型时,如果能在市场上获得,推荐使用该药品最初批准的剂型(它被用于临床药效学和安全性试验)作为参比药品。

选择用于生物等效性试验的参比药品应该基于含量分析和溶出度数据,这是申请者的责任。除非另外说明理由,用于受试药品的批号的测得含量不应与使用的参比药品相差5%以上。

2. 受试药品

试验用的受试药品应具有对将上市药品的代表性,例如,对于全身作用的口服固体制剂:

(1)受试药品应来自一个不少于生产规模1/10的批次,或100 000单位,两者中选更多的,除非另外说明理由。

(2)使用的生产批次应该确实保证产品和过程在工业规模可行。在生产批次规模小于100 000单位时,需要整个生产批次的样品供抽样用。

(3)对于受试批号药品,应该建立其关键性质量属性的特点和说明,如溶出度。

(4)为支持申请,应该从额外的预备性试验或整个生产批次的产品取样,与生物等效性试验的受试批次的样品比较,并在采用合适的溶出度检验条件时,应显示相似的体外溶出曲线。

对其他全身作用的普通药物剂型,应该类似地论证受试药品批次的代表性。

3. 试验药品的包装

应该对每位受试者和每个周期分别包装参比药品和受试药品,在它们被运往试验地点之前或在试验地点进行包装。包装(包括标签)应按照GMP规定进行,应当能够清楚地鉴别对每位受试者在每个试验周期给予的药品。

(四)受试者

1. 受试者数目

应该根据适当的样本量计算法,确定包括在试验中的受试者数目。在一项生物等效性试验中,可评价的受试者数目不应少于18名。

2. 受试者选择

应该根据能够检测药品间差异的目标,选择用于生物等效性试验的受试者群体。为了减少与药品间差异无关的变异,试验通常应在健康志愿者进行,除非药物对健康人有安全性担忧,使试验存在伦理学问题。健康志愿者体内模型在大多数情况下足以检测制剂的差别,并允许将结果外推到参比药品被批准治疗的群体（老年人、儿童、肾或肝功能受损患者等）。

应在试验计划中清楚列出人选和排除标准。受试者不应小于 18 岁，体重指数一般在 19～26 kg/m²。

应该通过临床实验室检查、病史和体检，筛查受试者根据药物的治疗类别和安全模式，可能在试验开始之前、过程中和完成后进行特殊的医学检查和预防。受试者可以是任何性别，但应该考虑可能怀孕妇女的风险。受试者最好为非吸烟者，无酗酒和药物滥用史。出于安全性和药动学理由，可以考虑受试者的酶表型或基因型。

在平行试验设计中，用药组之间在所有已知可能影响活性物质药动学的因素都应该具有可比性（如年龄、体重、性别、种族、吸烟、快/慢代谢类型）。这是此类试验给出有效结果的基本前提。

如果考察的活性物质已知有副作用，且认为药理学效应或风险对健康志愿者不可接受，则须用患者取代，并在适当的预防和监护下进行。

（五）试验的实施

1. 标准化

应该将检查条件标准化，除受试药品外涉及的其他因素的变异最小。因此，推荐标准化的餐食、液体摄入和运动。

应该规定试验日的给药时间。受试者在给药前应禁食至少 8 h，除非另外说明理由。由于摄入液体可能影响口服剂型的胃排空，所以受试和参比药品应该用标准体积液体服用（一般为 200 mL）。推荐除给药前 1 h 至给药后 1 h 外，任意饮水，并且给药后至少 4 h 不进食。给药后用餐在组成和时间上应该标准化，持续足够长时间（如 12 h）。

在餐后条件下进行试验时，应根据药品说明书的规定进餐。推荐受试者在给药前 30 min 开始进餐，在 30 min 内进餐完毕。

受试者在试验开始前一段适当时间以及试验期间，应该远离可能与血液循环、胃肠道、肝肾功能相互作用的饮食。受试者在试验开始前一段适当时间以及试验期间，不应服用其他药物，包括中草药。

在内源性物质的生物等效性试验中，应尽可能控制可能影响内源性基线水平的因素，如严格控制摄入的饮食。

2. 采样时间

应该采集数目足够多的样品，以充分描述血浆浓度-时间曲线。采样方案应该在预计的 t_{max} 附近包括密集的采样点，以可靠地估计暴露峰值。采样方案应该特别计划，避免 c_{max} 成为浓度-时间曲线上的第一个点。采样方案也应覆盖血浆浓度-时间曲线足够长时间，以可靠地估计暴露程度，为达此目的，需要 $AUC_{(0 \to t)}$ 至少覆盖 $AUC_{(0 \to \infty)}$ 的 80%。但对于任何普通剂型的生物等效性试验，无论药物的半衰期多长，采样周期都不必长于 72 h。

在多剂量试验中，零时样品应该在给药前即刻采样（5 min 之内），整个周期最后一个采样点推荐在标示时间的 10 min 之内，以保证准确测得 $AUC_{(0 \to t)}$。

如果尿样被用作生物采样液体，则正常的采尿时间应覆盖不少于 3 倍的消除半衰期。与血浆采样的情况相似，尿样采集不必超过 72 h。如果要测定排泄速率，则在吸收相的采样间隔需要尽可能短。

对于内源性物质,采样方案应该能够对每个受试者在每个周期表征内源性基线。通常从2~3个给药前样品中测得基线。在其他情况下,可能需要给药前1~2天周期性采样,以获得时辰节律造成的内源性基线波动。

3. 空腹或餐后条件

生物等效性试验一般应在空腹条件下进行,这是检测制剂间潜在差别最敏感的条件。如果药品说明书中推荐参比药品空腹服用或者不考虑饮食服用,那么生物等效性试验应在禁食条件下进行。对于参比药品说明书中推荐仅在餐后服用的药品,生物等效性试验一般应在餐后条件下进行。

但是对于特殊剂型特征的药品(如微乳、固体分散体),生物等效性试验需要既在禁食也在餐后条件进行,除非药品规定仅在禁食或仅在餐后服用。

在需要空腹和餐后两种条件的信息时,可以接受进行两项单独的双交叉试验,或者一项四交叉试验。

在餐后给药试验中,推荐根据原药品的产品特征概述来确定食谱。如果其中没有特别推荐,则应采用高脂餐和高热量餐。

(六)考察指标

1. 药动学参数

应该使用采样的实际时间来估计药动学参数。在测定单剂量给药后的生物等效性试验中,应当测定 $AUC_{(0 \to t)}$、$AUC_{(0 \to \infty)}$、剩余面积、c_{max} 和 t_{max}。在采样周期 72 h 的试验中,并且在 72 h 浓度仍可被定量时,不必报告 $AUC_{(0 \to \infty)}$ 和剩余面积。可以额外报告的参数包括终端消除速率常数 λ_z 和 $t_{1/2}$。

在稳态下测定普通制剂生物等效性的试验中,应该测定 $AUC_{(0 \to \tau)}$、$c_{max,ss}$ 和 $t_{max,ss}$。

当使用尿药数据时,应该测定 $Ae_{(0 \to t)}$,如果适用时测定 R_{max}。

在生物等效性试验中采用非房室方法估计参数。

2. 母体药物或代谢物

(1)一般性原则

母体化合物的 c_{max} 通常对检测剂型间吸收速率的差异比代谢物的 c_{max} 更敏感,因此,评价生物等效性应该基于母体化合物的浓度。而对于生物利用度试验,如果分析方法可行,则推荐既测定母体药物,也测定其主要活性代谢物。

(2)非活性前药

即使是非活性前药,也推荐证明母体化合物的生物等效性,不必测量活性代谢物。但是某些前药可能血浆浓度很低,并且快速清除,导致难于证明母体化合物的生物等效性。在此情形下,可以接受用主要活性代谢物来证明生物等效性,而不测量母体化合物。

(3)使用代谢物数据替代活性母体化合物

只有在例外的情况下,才会考虑以一个代谢物代替活性母体化合物。当使用代谢物数据替代活性母体药物浓度时,申请者应提交任何可得到的数据,以支持代谢物的暴露将反映母体药物吸收，且该代谢物的生成在治疗剂量下不饱和。

（4）对映异构体

一般可以接受使用非手性生物分析方法评价生物等效性。但是当如下条件全部满足或未知时，则应该测定单一对映体：对映异构体的药动学有差异；对映异构体的药效学差异显著；对映异构体的暴露（AUC）比值在不同吸收速率下发生变化。

如果一个对映体是药理活性的，另一个是非活性的，或对活性的贡献很小，则用活性对映体就足以证明生物等效性。

对于生物利用度试验，一般应该测定单一对映体。

（5）内源性物质

对于内源性药物的生物等效性试验，可以考虑超治疗剂量给药，只要该剂量能被很好耐受，使给药后增加的超过基线的浓度能被可靠测定，药动学参数计算反映给药后增加的浓度。

应该在试验计划中预先规定用于基线校正的确切方法并说明理由。一般采用标准缩减基线校正法，即减去个体的内源性物质给药前浓度的均值，或者减去个体给药前内源性物质AUC。如果浓度水平远远高于内源性基线浓度，可以不需要基线校正。

（6）尿样数据的使用

如果不可能准确测量母体化合物的血浆浓度-时间曲线，则使用尿排泄数据代替血浆浓度，可以被接受来确定暴露的程度。但是，当使用尿药数据估计暴露的峰值时，必须仔细说明理由。

（七）试验药品的规格

如果申请的受试药品有多个规格（每一制剂单位所含有效成分的量），则可能只用一个或两个规格建立生物等效性就足够了，取决于不同规格组成的比例关系以及下述的药品相关问题。评价的规格取决于活性物质药动学的线性。

在非线性药动学情况下（即 AUC 的增加与剂量增加不成正比），可能不同规格对检测剂型间潜在的差异敏感度不同。根据剂量归一化的 AUC 差异是否满足±25%，来评估线性。

如果已经证明在某个或某些规格下的生物等效性试验对检测潜在的药品差异最敏感，则可以豁免其他规格的生物等效性试验。

1. 线性药动学

生物等效性试验一般应在最高规格下进行。对于线性药动学药品和高度水溶性药物，选择一个较低规格而不选最高规格也可被接受。如果由于健康受试者安全性、和耐受性原因，不能以最高规格给药，则选择一个较低规格也可能是合理的。此外，如果分析方法的灵敏度问题导致不能精确测定最高规格单次给药后的血浆浓度，则可以选择更高剂量（最好使用最高规格多剂）。选择的剂量可能高于最高治疗剂量，只要这一剂量可被健康志愿者耐受，并且没有吸收和溶解度的限制。

2. 非线性药动学

对于具有非线性药动学性质的药物，如果在治疗剂量范围内 AUC 的增加超过剂量增加的比例，则生物等效性试验一般应该在最高规格进行。如果由于安全性或耐受性的原因不能对健康受试者给药最高规格，则较低的规格也是合理的。

对于在治疗剂量范围内 AUC 的增加低于剂量增加的情况，生物等效性多在最高规格和最低规格（或在线性范围的一个规格）进行，即在此情形下，需要两个生物等效性试验。

如果存在分析灵敏度问题，使最低规格不能进行试验，或者对健康受试者存在安全性或耐受性问题而不能使用最高规格，选择其他规格也是合理的。

（八）生物样品分析方法

生物样品分析方法的具体要求见生物样品定量分析方法验证指导原则（通则 9012）。

（九）生物等效性评价

在生物等效性试验中，一般不应根据测得的受试和参比批的含量差异校正药动学参数。但是在例外情况下，无法获得分析含量与受试品相差小于 5%的参比批，可以接受含量校正。如果将采用含量校正，则应该在试验计划中预先规定，并且通过受试和参比药品分析结果，在计划中说明理由。

1. 受试者的纳入

在理想情况下，所有用药的受试者都应被纳入统计分析。但是不应该包括在交叉试验中不能对受试制剂和参比制剂都提供可评价数据，或在平行组试验中单周期不能提供可评价数据的受试者。

2. 排除的理由

对随机试验结果的无偏评估需要根据同样的规则观察和对待所有受试者。这些规则应该独立于给药或结果。所以，从统计分析中排除一个受试者的决定必须在生物分析之前做出。

原则上，任何排除理由只有当实验计划中规定，并且在生物分析之前做出排除决定，才是有效的。但是应该尽量避免排除数据，因为试验的效力将减小，并且需要至少 18 名可评价的受试者。

在一个特定周期中排除一名受试者结果的理由包括：呕吐和腹泻，可能使血浆浓度-时间曲线不可靠。在例外情况下，使用其他药物可能成为排除一名受试者的理由。

必须在试验计划中预先规定允许排除的理由。如果发生这些状况之一，应该在试验进行中的病例报告表中注明。应该清楚描述根据这些预先规定标准而排除的受试者，并在试验报告中列出。

不能接受基于统计分析的理由排除数据，或者单纯的药动学理由，因为不能从其他因素中区分影响药动学的制剂因素。

对此的例外是，由于受试者未按规定服药，或者清洗期不够，此时可以质疑该试验的有效性。从统计分析中排除的受试者样品仍然需要测定，并列出结果。

采样周期短于 72 h 时，$AUC_{(0 \to t)}$至少应覆盖 $AUC_{(0 \to \infty)}$的 80%，如果覆盖小于 80%的受试者超过总数的 20%，则需要讨论该试验的有效性。

3. 应分析的参数及其接受限度

在单剂量给药测定生物等效性的试验中，需要分析的参数是 $AUC_{(0 \to t)}$（有时为 $AUC_{(0 \to 72h)}$）和 c_{max}。对于这些参数，参比和受试药品几何均值比的 90%置信区间应该落在接受范围

80.00%～125.00%。为了落在接受范围内，下限舍入后保留两位小数应不小于 80.00%，上限舍入后保留两位小数应不大于 125.00%。

为测定普通制剂在稳态下的生物等效性试验，应该采用上述相同的接受范围分析 $AUC_{(0\rightarrow t)}$ 和 $c_{max,ss}$。

在使用尿药数据的少见情况下，应采用上述 $AUC_{(0\rightarrow t)}$ 相同的接受范围分析 $Ae_{(0\rightarrow t)}$，采用上述 c_{max} 相同的接受范围分析 R_{max}。

不需要 t_{max} 的统计评价。但是，如果声称快速释放对临床很重要，并且作用开始很重要或者与不良事件相关，则 t_{max} 的中位数以及它的变异在受试和参比药品之间不应有明显差异。

在药品治疗范围窄的特殊情况，接受范围可能需要缩小。此外，高度变异性药品 c_{max} 的接受范围可能在某些情况下放宽。

4. 统计分析

生物等效性的评价是基于受试/参比制剂有关参数的群体几何均值比的 90%置信区间。该方法相当于双向单侧检验，其零假设是在 5%显著性水平的生物不等效。

应采用方差分析法考察药动学参数。在分析前应该对数据作对数转换。从方差分析模型获得对数坐标上制剂间差异的置信区间。然后将这一置信区间转换回去，获得原来坐标上期望的置信区间。

应该在试验计划中预先定义用于该分析的精确模型。统计分析应该考虑可以合理假定对相应变量有影响的方差来源。在方差分析中使用的各项通常是序列、序列内受试者、周期和制剂。

5. 残留效应

可以通过检查第二周期给药前血浆浓度，来直接确定残留的可能性。

如果任何受试者给药前血浆浓度大于该受试者在该周期 c_{max} 的 5%，则在统计分析中排除该受试者该周期的数据。

6. 两阶段试验设计

在证明生物等效性时，可以接受两阶段试验方法。最初一组受试者给药并分析数据，如果不能证明生物等效，则可以增加招募一组受试者，在最终分析中合并两组的结果。使用二阶段方式的计划必须在试验方案中预先规定，同时规定用于每项分析的调整后显著性水平。

当分析两个阶段合并的数据时，在方差分析模型中应包括阶段项。

7. 数据提交

所有个体的浓度数据和药动学参数都应该按制剂列出，同时附有汇总统计，如几何均值、中位数、算术均值、标准差、变异系数、最小值和最大值。应该以线性/线性以及对数/线性坐标提供个体血浆浓度-时间曲线。应当规定从原始数据中导出药动学参数所使用的方法。应当规定用于估计末端速率常数（可靠地估计 AUC_∞ 所必需）的末端对数线性相的点数。

对于进行统计分析的药动学参数，应该提交对受试和参比药品比值的点估计和 90%置信区间。

应该提交方差分析表，包括对模型中所有因素进行的适当的统计检验。

报告应该足够详细，使药动学和统计分析能被重复，例如，应该提供给药后采血的实际数据、药物浓度、每一受试者每一周期的药动学参数值以及随机计划表。

应该完整记录受试者的脱落和撤出。如果可以获得，应该在单独列表中提供这些受试者的浓度数据和药动学参数，但不应该被包括在汇总统计中。

生物分析报告应该包括所用生物分析方法的简短描述，以及所有校正标样和质控样品的结果。应该提供来自所有受试者的全部色谱图，这些受试者所在分析批的质控样品和校正标样的色谱图，以及其他原始数据。

(十) 窄治疗指数药物

对于治疗指数窄的药品的特殊情况，AUC 的可接受区间应该被缩窄为 90.00%~111.11%。在 c_{max} 对安全性、药效或药物浓度监测特别重要的情况，该参数也应适用 90.00%~111.11% 的接受限。应该根据临床考虑，根据具体情况决定一种活性物质是否为治疗指数窄的药物。

(十一) 高变异性药物或药品

高变异性药品是指药动学参数个体内变异大于 30% 的药品。如果申请者怀疑一个药品的吸收速度或程度可能是高变异的，则可以进行一项重复交叉设计的试验。

对于那些高变异性药品，如果认为 c_{max} 差异较大对于临床的影响不大，基于临床的充分理由，则可以放宽接受范围。在这种情况下，c_{max} 的接受范围最宽为 69.84%~143.19%。为了放宽接受范围，生物等效性试验必须是一项重复设计，来证明对于试验的参比化合物受试者内 c_{max} 变异大于 30%。申请者应说明理由，计算的受试者内变异是可靠估计，而不是逸出值的结果。要求放宽区间必须在试验计划中预先规定。

根据受试者内变异放宽接受限的可能性不适用于 AUC，它的接受限保持在 80.00%~125.00%，不管变异如何。

在重复试验设计中，采用三周期或四周期交叉方案都是可以接受的。

二、调释制剂的生物等效性试验

开发调释剂型的理由是，药物或代谢物的药理学、毒理学响应与系统暴露之间存在相关性。因此在大多数情况下，调释制剂的目标是药物或代谢物达到与普通制剂相似的总暴露 (AUC)，但是这并不必然意味着给相同的标示剂量 (调释制剂可能有不同的生物利用度)。

(一) 调释制剂的生物利用度试验

为了表征调释制剂的体内行为，可通过生物利用度试验考察吸收的速度和程度、药物浓度的波动、药物制剂引起的药动学变异、剂量比例关系、影响调释药物制剂的因素以及释放特征的意外风险 (如剂量突释)。

这些试验主要是测定活性物质或代谢物的浓度。参比制剂为已经上市的相同活性成分的普通制剂。上述研究既可以在健康志愿者进行，也可以在患者进行。在多次给药试验时，应证明已经达到稳态。

1. 吸收的速度和程度以及药物浓度的波动

需要进行单次和多次给药的药动学试验,通过与普通制剂比较,来评价调释制剂药物吸收的速度与程度。药物波动研究应在多次给药达稳态后进行。通过比较研究,来证实调释制剂具有符合要求的释放特性,通过与普通制剂比较,其峰、谷浓度波动较低或与之相似,并具有相似的药物暴露量。在该研究中,主要观察的药动学参数为 AUC、c_{max}、c_{min},以及其他反映血药浓度波动的参数 c_{max}/c_{min} 等。

2. 药动学参数的变异性

通过个体间药动学参数分析,来比较调释制剂与普通剂间药动学参数的变异。调释制剂在个体间的药动学参数的变异一般不应超过普通制剂个体间的变异。也可以通过重复测量达到稳态时的浓度曲线,或再次重复单次给药,来评价个体内药动学参数的变异。

3. 剂量效应一致性

当有多个规格时,应进行剂量效应一致性研究。应该根据药物的药动学特性,提供必要的数据。

如果药物呈线性药动学特征,必须确定调释制剂的一个剂量水平在多次给药后的药物总暴露量与普通制剂近似。

如果药物在治疗血浆浓度范围内呈非线性药动学特征,则有必要在多次给药条件,进行调释制剂和普通制剂最高剂量和最低剂量的比较。此外,在所有情况下,调释制剂所有规格的剂量与效应一致性都应充分说明。

(二)影响调释特性的因素

主药相同的不同调释制剂可能与食物相互作用不同。因此,出于安全性和有效性考虑,应进行食物对口服调释制剂生物利用度影响的观察。进行食物对药物生物利用度影响的最佳试验条件,是在进食预定的高脂饮食后立即服药。评价参数除 AUC 和 c_{max} 外,还建议进行调释性质的比较。如果发现食物有显著影响,则申请者应提供调整后的推荐剂量。

如果调释制剂与影响胃肠道生理的药物合用,应进行该状态下的调释特性研究。如果调释制剂拟用于胃肠道功能有改变的病人,则应在该人群进行调释制剂的相关研究。

考虑到昼夜节律的不同,建议在稳态下获得 24 h 的血药浓度曲线。

如果调释制剂含有比普通制剂更高的剂量,意外释放(如突释)可能导致不能接受的高剂量的药物暴露,应避免这种意外释放的可能性。

如果调释制剂拟用于普通制剂尚未应用的人群时,应进行该人群的药动学研究。

(三)调释制剂的生物等效性试验

推荐进行调释制剂的生物等效性试验,比较口服药物同一剂型的两种制剂(受试与参比)。

如果两种药品在释放控制辅料或机制上不同,但体外溶出曲线相似,使用区分性检验并具有相同的释放行为,则可认为这些产品属于相同类别剂型。若生物等效性成立,即可认为基本相似。

如果两种药品在释放控制辅料或机制上不同，且体外溶出曲线也不同，则应考虑进行临床试验，除非在罕见的情况下能够证明生物等效性。

1. 缓释制剂

根据单次和多次给药试验，可以认为缓释制剂生物等效，如果设计的试验证明下列几点，则该试验应选择关键的生物等效性相同的规格进行。

（1）受试制剂与参比制剂的缓释特性相同。

（2）受试制剂中的活性物质没有意外突释。

（3）受试制剂和参比制剂在单剂量和稳态下行为都相同。

（4）预定的高脂餐后进行单次给药，受试制剂和参比制剂受食物影响的体内行为相似。

在缓释制剂单剂量有多个规格时，需要对每个规格进行空腹单剂量试验。如果满足普通制剂生物等效性试验外推的相同标准（线性药动学，相同的定性组成等），稳态试验可仅在最高规格进行。

对于一种药品的多种单位制剂显示多规格线性药动学的情况，在空腹下进行最大规格单次给药试验即足够，只要小规格的组成与最大规格成比例，制剂含有相同的单元，且溶出曲线可以接受。

根据 AUC_t、c_{max}、c_{min} 以及与普通制剂相似的统计分析步骤评价生物等效性。任何放宽接受标准都应在临床试验计划中预先确定，申请者应该从临床角度说明理由。

对于仿制缓释制剂，推荐进行下列试验：① 一项单剂量、非重复性、空腹试验，比较受试制剂的最高规格和参比制剂表中列出的药品；② 一项食物影响、非重复性试验，比较受试制剂的最高规格和参比制剂。由于单剂量试验被认为可以更敏感地回答生物等效性的基本问题（例如，药物从制剂中释放进入系统循环），所以一般不推荐进行仿制缓释制剂的多剂量试验。

2. 迟释制剂

采用与普通制剂相同的主要参数和统计方法评估生物等效性，强调迟释特点。

由于食物可能影响肠溶包衣制剂中的活性物质吸收，所以必须进行餐后生物等效性试验。

（四）食物对药物吸收的影响试验

目前用来考察食物对调释制剂生物利用度影响的推荐方法如下。但由于食物药物相互影响的复杂性，在一些情况下也接受一些不同于常规的体内研究措施。

1. 以新化学实体开发的调释制剂

单剂量，二阶段交叉试验。

给药 1：空腹口服调释制剂；

给药 2：空腹口服溶液或普通制剂；

给药 3：高脂餐后口服调释制剂；

给药 4：高脂餐后口服溶液或普通制剂。

2. 在已上市普通制剂之后开发调释制剂

单剂量，三阶段交叉试验；

给药1：空腹口服调释制剂；
给药2：高脂餐后口服调释制剂；
给药3：空腹口服普通制剂。
结论：无明显的食物作用（AUC, c_{max}, $t_{1/2}$, MRT）；或证明有显著的食物效应。

3. 与上市制剂基本相似的调释制剂

第一种情况：文献数据表明有显著的食物效应或没有数据。
单剂量，双二阶段交叉试验。
给药1：空腹口服受试制剂；
给药2：空腹口服参比制剂；
给药3：高脂餐后口服受试制剂；
给药4：高脂餐后口服参比制剂。
第二种情况：文献数据表明没有显著的食物效应。
单剂量，二阶段交叉试验。
给药1：高脂餐后口服受试制剂；
给药2：高脂餐后口服参比制剂。

三、试验报告

生物利用度或等效性试验报告应该给出计划、实施和评价的完整记录，由研究者签字。

应该提供研究负责人的姓名和工作单位、试验地点和实施时间。试验报告应该包括证据，表明参比制剂选择符合要求。它应包括参比药品名称、规格、剂型、批号、制造商、失效期和购买地。

应该在试验报告附录中包括用于本试验的参比和受试批号的分析报告。

应该根据数据提交要求，提供浓度、药动学数据以及统计分析数据。

应该提交声明，确认受试药品与提交审批的药品具有相同的定量组成，以及由同样的过程制造。应该提交受试药品已经放大生产的证明。应该提供比较性溶出曲线。

生物分析方法验证报告应该包括在申请资料中。

应该以适当的电子文本，提供足够详细的数据，使药动学和统计分析能被重现。

四、与生物等效性试验相关的体外溶出度检查

1. 检查的一般内容

在药品开发中，采用溶出度检查作为一种工具，确定可能影响生物利用度甚至对其有决定性作用的制剂因素。一旦组成和制造过程确定之后，即用溶出度检查作为药品批量放大的质量控制，既保证批间的一致性，也保证溶出曲线与关键的临床试验批次相似。此外，在某些情况下，溶出度检查可被用于豁免一项生物等效性试验。

必须有足够多的采样时间点，至少每15 min一次，以获得有意义的溶出曲线。推荐在溶出曲线变化最大期间采样更频繁。

如果一种活性物质是高度溶解性的，而且制剂在生理pH值范围迅速溶解，并已知辅料

不影响生物利用度,即可合理期待它将不会引起任何生物利用度问题。相反,如果一活性物质溶解度低或有限,则吸收的限速步骤可能是制剂的溶出度。当辅料控制释放和其后的活性物质溶出时,也是这种情况。在这些情况下,推荐采用多种检查条件,并进行足够多点采样。

2. 溶出曲线的相似性

溶出曲线的相似性检查以及从结果中导出的任何结论(例如证明生物豁免的合理性),只有当使用足够数目的时间点充分表征溶出曲线时才可能被认为成立。

对于普通制剂,在上述内容之外,在 15 min 比较是必要的,以了解在胃排空之前是否达到完全溶出。

可以采用 f_2 统计来确定参比制剂和受试制剂溶出曲线的相似性。

五、基于生物药剂学分类系统的生物豁免

基于生物药剂学分类系统(Biopharmaceutics Classification System, BCS)的生物豁免是减少体内生物等效性试验的手段,即它可能替代体内生物等效性试验。如果体内行为的生物等效性假设能够通过充分的体外数据证明,则可能豁免体内生物等效性试验。

基于 BCS 的生物豁免仅局限于人体吸收情况已知的高溶解性药物,并且不应是窄治疗指数药物。这一概念适用于具有全身作用的普通口服固体制剂的相同剂型,但是,它不适用于舌下制剂、颊制剂和调释制剂。

模块九 药物检测知识链接

知识链接一 实验室安全知识

一、实验室防火措施

（1）易燃物质不宜大量存放于实验室中，应贮存在密闭容器内放置阴凉处。

（2）加热低沸点或中沸点等易燃液体，如乙醚、二硫化碳、丙酮、苯、酒精等时应用水浴加热。

（3）在实验中使用或倾倒易燃物质时，注意要远离明火。

（4）身上或手上沾有易燃物质时，应立即清洗干净，不得靠近火源，以免着火。

（5）易燃液体的废液应设置专用贮存容器收集，不得倒入下水道。

（6）磷与空气接触时，易自发着火，磷应贮存于水中；金属钠暴露空气中能自发着火，遇水反应猛烈而着火，应贮存于煤油中。

（7）定期检查电路安全。

（8）实验室所有工作人员应会正确使用灭火器。

二、实验室灭火知识

实验室常用的灭火剂有水、水蒸气、泡沫、二氧化碳、干粉等，它们的应用特点及范围如下。

（1）水

一般用于建筑物和木材等固体可燃物质火灾，但切记水不能扑救以下物质和设备的火灾：如密度比水小的石油、汽油、苯等，能浮在水面的油类火灾；遇水会发生燃烧或爆炸的化学危险品，如金属钾、钠、铝粉、电石等的火灾；高压电器设备；精密仪器设备和贵重文件档案。

（2）化学泡沫

泡沫灭火剂是扑灭易燃和可燃液体最经济、最有效的灭火剂，但泡沫有水分，不能用于扑救忌水物质和带电物质的火灾，也不可与干粉合用。

（3）二氧化碳

二氧化碳可用于扑救电气设备、精密仪器、档案资料、油类、气体和一些不能用水扑救的物质的火灾。注意不能扑救与二氧化碳发生反应的金属钠、镁、铝等物质的火灾。在室内用其灭火时，当空气中含量达到5%时，会使人感觉呼吸困难，因此，灭火时人要站在上风向，手要握住喷筒木柄，以免冻伤。

（4）干粉

干粉灭火具有速度快、毒性低、可长期保存、成本低等特点。适用于扑救易燃液体、可燃气体和电气火灾,及不宜用水扑救的火灾。有粉尘爆炸危险的场所不宜用此法。不能用于精密仪器火灾。

(5) 其他

除以上灭火剂,日常生活生产中如用沙、土灭火也很广泛。卤代烃灭火剂,如常用的 1211、1301 等,灭火效率高,可用于扑救石油及其产品、有机溶剂、带电设备、精密仪器、文物档案等物质的火灾。

三、实验室防爆措施

1. 防乙醚爆炸

乙醚常温时的蒸气压很高,乙醚遇空气或氧气混合时,会产生爆炸性极强的过氧化物,在蒸馏乙醚时要特别小心。

2. 防无水过氯酸爆炸

常用的过氯酸水溶液浓度为 60%~70%,一般无爆炸危险。但过氯酸遇还原剂、有机化合物等物质,接触会引起爆炸,无水过氯酸还能自发爆炸。

3. 防混合物爆炸

下列物质混合时可能发生爆炸:过氯酸与乙醇,金属钠、钾和水,高锰酸钾和浓硫酸、硫黄或甘油,硝酸钾和醋酸钠,过氯酸盐或氯酸盐和浓硫酸,磷与硝酸、硝酸盐、氯酸盐,氯化汞和硫黄。

4. 防抽滤或真空操作时抽滤瓶受压过大发生炸碎危险

当抽滤或真空操作时,所用抽滤瓶的瓶壁要求足够厚,以免抽滤瓶受压过大发生瓶子炸碎而伤及身体。易发生爆炸的操作不得对着人,必要时,操作人员应戴面具或防护挡板。

5. 防氢气、乙炔等气源爆炸

使用氢气、乙炔等可燃气体作为仪器气源时,气瓶或仪器管道的接头处不能漏气,以免漏出的气体与空气混合发生爆炸。

四、有腐蚀性、毒性试剂的管理

1. 硫酸、盐酸、硝酸、冰醋酸和氢氟酸

硫酸、盐酸、硝酸、冰醋酸和氢氟酸等酸类物质皆有很强的腐蚀性,会使皮肤烫伤,产生剧烈的疼痛、发炎、腐烂,应特别注意不能溅入眼中,会引起眼睛失明。盐酸、硝酸、氢氟酸的蒸气对呼吸道黏膜及眼睛有强烈的刺激作用,因此在倾倒此类药物时,应在通风橱中进行,或戴上经水或苏打溶液浸湿的口罩及防护眼镜。稀释硫酸时应谨慎地将浓硫酸渐渐倾注水中,切不可把水倾注到浓硫酸中。被酸烫伤时应用大量水冲洗,然后用 20%苏打溶液洗拭。

2. 氢氧化钠和氢氧化钾等碱类物质

氢氧化钠和氢氧化钾等碱类物质,对皮肤及衣服均由强烈的腐蚀性;浓氨水蒸气对黏膜

及眼睛有强烈的刺激性，伤害眼睛，使眼睛流泪并患上各类眼疾。被碱烫伤时，立即用大量水冲洗，然后用2%硼酸或醋酸溶液冲洗。

3. 浓过氧化氢

浓过氧化氢会引起烫伤，可用热水或硫代硫酸钠溶液敷治。

4. 苯酚

苯酚有腐蚀性，使皮肤呈白色烫伤，如不小心溅到皮肤上，可用大量水冲洗，然后用乙醇（70%）-氯化铁（1 mol/L）（4∶1）的混合液冲洗。否则会引起局部糜烂，治愈极慢。

5. 溴

溴对人体呼吸道、眼睛有严重的刺激性，会烧伤皮肤。烧伤处可用氨溶液（25%）-松节油-乙醇（95%）（1∶1∶10）混合液处理。

6. 氰化钾、三氧化二砷、升汞、黄磷或白磷

氰化钾、三氧化二砷、升汞、黄磷或白磷均有剧毒，应专人专柜保管。切勿误入口中，使用后应洗手。

7. 苯、汞、乙醚、氯仿和二硫化碳

苯、汞、乙醚、氯仿和二硫化碳等试剂应贮存于密闭容器中，低温贮存。长期吸入会引起慢性中毒。硫化氢气体具有恶臭及毒性，应在通风橱中使用。

知识链接二　药物检测相关规定

（1）药品性状项下记载药品的外观、臭、味、溶解度以及物理常数等，在一定程度上反映药品的质量特性。

① 外观性状是对药品的色泽和外表感观的规定。

② 溶解度是药品的一种物理性质。各品种项下选用的部分溶剂及其在该溶剂中的溶解性能，可供精制或制备溶液时参考；对在特定溶剂中的溶解性能需作质量控制时，在该品种检查项下另作具体规定。药品的近似溶解度以下列名词术语表示：

极易溶解　指溶质1 g（mL）能在溶剂不到1 mL中溶解；

易溶　指溶质1 g（mL）能在溶剂1~不到10 mL中溶解；

溶解　指溶质1 g（mL）能在溶剂10~不到30 mL中溶解；

略溶　指溶质1 g（mL）能在溶剂30~不到100 mL中溶解；

微溶　指溶质1 g（mL）能在溶剂100~不到1000 mL中溶解；

极微溶解　指溶质1 g（mL）能在溶剂1000~不到10 000 mL中溶解；

几乎不溶或不溶　指溶质1 g（mL）在溶剂10 000 mL中不能完全溶解。

试验法：除另有规定外，称取研成细粉的供试品或量取液体供试品，于(25±2) °C 一定容量的溶剂中，每隔5 min强力振摇30 s；观察30 min内的溶解情况，如无目视可见的溶质颗

粒或液滴时，即视为完全溶解。

③ 物理常数包括相对密度、馏程、熔点、凝点、比旋度、折光率、黏度、吸收系数、碘值、皂化值和酸值等。其测定结果不仅对药品具有鉴别意义，也可反映药品的纯度，是评价药品质量的主要指标之一。

（2）鉴别项下规定的试验方法，是根据反映该药品某些物理、化学或生物学等特性所进行的药物鉴别试验，不完全代表对该药品化学结构的确证。

（3）检查项下包括反映药品的安全性与有效性的试验方法和限度、均一性与纯度等制备工艺要求等内容；对于规定中的各种杂质检查项目，是指该药品在按既定工艺进行生产和正常贮藏过程中可能含有或产生并需要控制的杂质（如残留溶剂、有关物质等）；改变生产工艺时需另考虑增修订有关项目。

供直接分装成注射用无菌粉末的原料药，应按照注射剂项下相应的要求进行检查，并应符合规定。

（4）对于生产过程中引入的有机溶剂，应在后续的生产环节予以有效去除。除正文已明确列有"残留溶剂"检查的品种，必须对生产过程中引入的有机溶剂依法进行该项检查外，其他未在"残留溶剂"项下明确列出的有机溶剂或未在正文中列有此项检查的各品种，如生产过程中引入或产品中残留有机溶剂，均应按通则"残留溶剂测定法"检查并应符合相应溶剂的限度规定。

供直接分装成注射用无菌粉末的原料药，应按照注射剂项下相应的要求进行检查，并应符合规定。

各类制剂，除另有规定外，均应符合各制剂通则项下有关的各项规定。

（5）制剂的规格，是指每一支、片或其他每一个单位制剂中含有主药的重量（或效价）或含量（%）或装量。注射液项下，如为"1 mL：10 mg"，是指1 mL中含有主药10 mg；对于列有处方或标有浓度的制剂，也可同时规定装量规格。

（6）贮藏项下的规定，为避免污染和降解而对药品贮存与保管的基本要求，以下列名词术语表示：

遮光　指用不透光的容器包装，如棕色容器或黑纸包裹的无色透明、半透明容器；

避光　指避免日光直射；

密闭　指将容器密闭，以防止尘土及异物进入；

密封　指将容器密封以防止风化、吸潮、挥发或异物进入；

熔封或严封　指将容器熔封或用适宜的材料严封，以防止空气与水分的侵入并防止污染；

阴凉处　指不超过20 ℃；

凉暗处　指避光并不超过20 ℃；

冷处　指2~10 ℃；

常温　指10~30 ℃。

除另有规定外，贮藏项下未规定贮藏温度的一般是指常温。

（7）原料药的含量（%），除另有注明者外，均按重量计。如规定上限为100%以上时，是指用本药典规定的分析方法测定时可能达到的数值，它为药典规定的限度或允许偏差，并非真实含有量；如未规定上限时，是指不超过101.0%。

（8）标准品与对照品是指用于鉴别、检查、含量测定的标准物质。标准品是指用于生物检定或效价测定的标准物质，其特性量值一般按效价单位（或 μg）计物质；对照品是指采用理化方法进行鉴别、检查或含量测定时所用的标准物质，其特性量值一般按纯度（%）计。

标准品与对照品的建立或变更批号，应与国际标准品或原批号标准品或对照品进行对比，并经过协作标定。然后按照国家药品标准物质相应的工作程序进行技术审定，确认其质量能够满足既定用途后方可使用。

标准品与对照品均应附有使用说明书，一般应标明批号、特性量值、用途、使用方法、贮藏条件和装量等。

标准品与对照品均应按其标签或使用说明书所示的内容使用或贮藏。

（9）计量单位

① 法定计量单位名称和单位符号如表 9-1。

表 9-1 法定计量单位

长度	米（m）	分米（dm）	厘米（cm）	毫米（mm）
	微米（μm）	纳米（nm）		
体积	升（L）	毫升（mL）	微升（μL）	
质（重）量	千克（kg）	克（g）	毫克（mg）	微克（μg）
	纳克（ng）	皮克（pg）		
物质的量	摩尔（mol）	毫摩尔（mmol）		
压力	兆帕（MPa）	千帕（kPa）	帕（Pa）	
温度	摄氏度（°C）			
波数	厘米的倒数（cm^{-1}）			

② 药典使用的滴定液和试液的浓度，以 mol/L（摩尔/升）表示，其浓度要求精密标定的滴定液用"×××滴定液（*yyy* mol/L）"表示；作其他用途不需精密标定其浓度时，用"*yyy* mol/L ×××溶液"表示，以示区别。

③ 有关的温度描述，一般以下列名词术语表示：

水浴温度除另有规定外，均指 98~100 °C；

热水　指 70~80 °C；

微温或温水　指 40~50 °C；

室温（常温）　指 10~30 °C；

冷水　指 2~10 °C；

冰浴　指约 0 °C；

放冷　指放冷至室温。

④ 符号"%"表示百分比，指重量的比例；但溶液的百分比，除另有规定外，指溶液 100 mL 中含有溶质若干克；乙醇的百分比，指在 20 °C 时容量的比例。此外，根据需要可采用下列符号：

%（g/g）　表示溶液 100 g 中含有溶质若干克；

%（mL/mL）　表示溶液 100 mL 中含有溶质若干毫升；

%（mL/g）　表示溶液 100 g 中含有溶质若干毫升；

%（g/mL）　表示溶液 100 mL 中含有溶质若干克。

⑤ 缩写"ppm"表示百万分比，是指重量或体积的比例。

⑥ 缩写"ppb"表示十亿分比，是指重量或体积的比例。

⑦ 液体的滴，指在 20 ℃时，以 1.0 mL 水为 20 滴进行换算。

⑧ 溶液后标示的"（1→10）"等符号，是指固体溶质 1.0 g 或液体溶质 1.0 mL 加溶剂至 10 mL 的溶液；未指明用何种溶剂时，均指水溶液；两种或两种以上液体的混合物，名称间用半字线"-"隔开，其后括号内所示的"："符号，指各液体混合时的体积（重量）比例。

⑨ 2015 年版药典所用药筛，选用国家标准的 R40/3 系列，分等如表 9-2 所示：

表 9-2 药筛分等

筛号	筛孔内径（平均值）/μm	目号
一号筛	2000±70	10 目
二号筛	850±29	24 目
三号筛	355±13	50 目
四号筛	250±9.9	65 目
五号筛	180±7.6	80 目
六号筛	150±6.6	100 目
七号筛	125±5.8	120 目
八号筛	90±4.6	150 目
九号筛	75±4.1	200 目

粉末分等如下：

最粗粉　指能全部通过一号筛，但混有能通过三号筛不超过 20%的粉末；

粗粉　指能全部通过二号筛，但混有能通过四号筛不超过 40%的粉末；

中粉　指能全部通过四号筛，但混有能通过五号筛不超过 60%的粉末；

细粉　指能全部通过五号筛，并含能通过六号筛不少于 95%的粉末；

最细粉　指能全部通过六号筛，并含能通过七号筛不少于 95%的粉末；

极细粉　指能全部通过八号筛，并含能通过九号筛不少于 95%的粉末。

⑩ 乙醇未指明浓度时，均是指 95%（mL/mL）的乙醇。

（10）计算分子量以及换算因子等使用的原子量均按最新国际原子量表推荐的原子量。

（11）精确度：药典规定取样量的准确度和试验精密度。

① 试验中供试品与试药等"称重"或"量取"的量，均以阿拉伯数码表示，其精确度可根据数值的有效数位来确定，如称取"0.1 g"，是指称取重量可为 0.06~0.14 g；称取"2 g"，是指称取重量可为 1.5~2.5 g；称取"2.0 g"，是指称取重量可为 1.95~2.05 g；称取"2.00 g"，是指称取重量可为 1.995~2.005 g。"精密称定"是指称取重量应准确至所取重量的千分之一；"称定"是指称取重量应准确至所取重量的百分之一；"精密量取"是指量取体积的准确度应符合国家标准中对该体积移液管的精密度要求；"量取"是指可用量筒或按照量取体积的有效数位选用量具。取用量为"约"若干时，是指取用量不得超过规定量的±10%。

② 恒重，除另有规定外，是指供试品连续两次干燥或炽灼后称重的差异在 0.3 mg 以下的重量；干燥至恒重的第二次及以后各次称重均应在规定条件下继续干燥 1 h 后进行；炽灼至恒

重的第二次称重应在继续炽灼 30 min 后进行。

③ 试验中规定"按干燥品（或无水物，或无溶剂）计算"时，除另有规定外，应取未经干燥（或未去水，或未去溶剂）的供试品进行试验，并将计算中的取用量按检查项下测得的干燥失重（或水分，或溶剂）扣除。

④ 试验中的"空白试验"，是指在不加供试品或以等量溶剂替代供试液的情况下，按同法操作所得的结果；含量测定中的"并将滴定的结果用空白试验校正"，是指按供试品所耗滴定液的量（mL）与空白试验中所耗滴定液的量（mL）之差进行计算。

⑤ 试验时的温度，未注明者，是指在室温下进行；温度高低对试验结果有显著影响者，除另有规定外，应以(25±2)°C 为准。

（12）试药、试液、指示剂

试验用的试药，除另有规定外，均应根据通则试药项下的规定，选用不同等级并符合国家标准或国务院有关行政主管部门规定的试剂标准。

试液、缓冲液、指示剂与指示液、滴定液等，均应符合通则的规定或按照通则的规定制备。

（13）试验用水，除另有规定外，均指纯化水。酸碱度检查所用的水，均指新沸并放冷至室温的水。

（14）酸碱性试验时，如未指明用何种指示剂，均指石蕊试纸。

知识链接三　片剂相关要求

片剂是指原料药物或与适宜的辅料制成的圆形或异形的片状固体制剂。中药还有浸膏片、半浸膏片和全粉片等。片剂以口服普通片为主，另有含片、舌下片、口腔贴片、咀嚼片、分散片、可溶片、泡腾片、阴道片、阴道泡腾片、缓释片、控释片、肠溶片与口崩片等。

含片是指含于口腔中缓慢溶化产生局部或全身作用的片剂。含片中的原料药物一般是易溶性的，主要起局部消炎、杀菌、收敛、止痛或局部麻醉等作用。

舌下片是指置于舌下能迅速溶化，药物经舌下黏膜吸收发挥全身作用的片剂。舌下片中的原料药物应易于直接吸收，主要适用于急症的治疗。

口腔贴片是指粘贴于口腔，经黏膜吸收后起局部或全身作用的片剂。口腔贴片应进行溶出度或释放度检查。

咀嚼片是指于口腔中咀嚼后吞服的片剂。咀嚼片一般应选择甘露醇、山梨酸、蔗糖等水溶性辅料作填充剂和黏合剂。咀嚼片的硬度应适宜。

分散片是指在水中能迅速崩解并均匀分散的片剂。分散片中的原料药物应是难溶性的。分散片可加水分散后口服，也可将分散片含于口中吮服或吞服。分散片应进行溶出度和分散均匀性检查。

可溶片是指临用前能溶解于水的非包衣片或薄膜包衣片剂。可溶片应溶解于水中，溶液可呈轻微乳光，可供口服、外用、含漱等用。

泡腾片是指含有碳酸氢钠和有机酸，遇水可产生气体而呈泡腾状的片剂。泡腾片中的原料药物应是易溶性的，加水产生气泡后应能溶解。有机酸一般用枸橼酸、酒石酸、富马酸等。

阴道片与阴道泡腾片是指置于阴道内使用的片剂。阴道片和阴道泡腾片的形状应易置于阴道内，可借助器具将阴道片送入阴道。阴道片在阴道内应易溶化、溶散或融化、崩解并释放药物，主要起局部消炎杀菌作用，也可给予性激素类药物。具有局部刺激性的药物，不得制成阴道片。阴道泡腾片还应进行发泡量检查。

缓释片是指在规定的释放介质中缓慢地非恒速释放药物的片剂。缓释片应符合缓释制剂的有关要求并应进行释放度检查。

控释片是指在规定的释放介质中缓慢地恒速释放药物的片剂。控释片应符合控释制剂的有关要求并应进行释放度检查。

肠溶片是指用肠溶性包衣材料进行包衣的片剂。为防止原料药物在胃内分解失效、对胃的刺激或控制原料药物在肠道内定位释放，可对片剂包肠溶衣；为治疗结肠部位疾病等，可对片剂包结肠定位肠溶衣。肠溶片除另有规定外，应进行释放度检查。

口崩片是指在口腔内不需要用水即能迅速崩解或溶解的片剂。一般适合于小剂量原料药物，常用于吞咽困难或不配合服药的患者。可采用直接压片和冷冻干燥法制备。口崩片应在口腔内迅速崩解或溶解、口感良好、容易吞咽，对口腔黏膜无刺激性。除冷冻干燥法制备的口崩片外，口崩片应进行崩解时限检查。对于难溶性原料药物制成的口崩片，还应进行溶出度检查。对于经肠溶材料包衣的颗粒制成的口崩片，还应进行释放度检查。采用冷冻干燥法制备的口崩片可不进行脆碎度检查。

片剂在生产与贮藏期间应符合下列规定。

（1）原料药物与辅料应混合均匀。含药量小或含毒、剧药的片剂，应根据原料药物的性质采用适宜方法使其分散均匀。

（2）凡属挥发性或对光、热不稳定的原料药物，在制片过程中应采取遮光、避热等适宜方法，以避免成分损失或失效。

（3）压片前的物料、颗粒或半成品应控制水分，以适应制片工艺的需要，防止片剂在贮存期间发霉、变质。

（4）根据依从性需要，片剂中可加入矫味剂、芳香剂和着色剂等，一般指含片、口腔贴片、咀嚼片、分散片、泡腾片、口崩片等。

（5）为增加稳定性、掩盖原料药物不良臭味、改善片剂外观等，可对制成的药片包糖衣或薄膜衣。对一些遇胃液易破坏、刺激胃黏膜或需要在肠道内释放的口服药片，可包肠溶衣。必要时，薄膜包衣片剂应检查残留溶剂。

（6）片剂外观应完整光洁，色泽均匀，有适宜的硬度和耐磨性，以免包装、运输过程中发生磨损或破碎，除另有规定外，非包衣片应符合片剂脆碎度检查法的要求。

（7）片剂的微生物限度应符合要求。

（8）根据原料药物和制剂的特性，除来源于动、植物多组分且难以建立测定方法的片剂外，溶出度、释放度、含量均匀度等应符合要求。

（9）除另有规定外，片剂应密封贮存。生物制品原液、半成品和成品的生产及质量控制应符合相关品种要求。

除另有规定外，片剂应进行以下相应检查。

【重量差异】

照下述方法检查，应符合规定。

检查法 取供试品 20 片，精密称定总重量，求得平均片重后，再分别精密称定每片的重量，每片重量与平均片重比较（凡无含量测定的片剂或有标示片重的中药片剂，每片重量应与标示片重比较），按表 9-3 中规定，超出重量差异限度的不得多于 2 片，并不得有 1 片超出限度 1 倍。

表 9-3　片剂重量差异规定

平均片重或标示片重	重量差异限度
0.30 g 以下	±7.5%
0.30 g 及 0.30 g 以上	±5%

糖衣片的片芯应检查重量差异并符合规定，包糖衣后不再检查重量差异。薄膜衣片应在包薄膜衣后检查重量差异并符合规定。

凡规定检查含量均匀度的片剂，一般不再进行重量差异检查。

【崩解时限】

除另有规定外，照崩解时限检查法检查，应符合规定。

含片的溶化性照崩解时限检查法检查，应符合规定。

舌下片照崩解时限检查法检查，应符合规定。

阴道片照融变时限检查法检查，应符合规定。

口崩片照崩解时限检查法检查，应符合规定。

咀嚼片不进行崩解时限检查。

凡规定检查溶出度、释放度的片剂，一般不再进行崩解时限检查。

【发泡量】

阴道泡腾片照下述方法检查，应符合规定。

检查法　除另有规定外，取 25 mL 具塞刻度试管（内径 1.5 cm，若片剂直径较大，可改为内径 2.0 cm）10 支，按规定加水一定量，置于(37±1)°C 水浴中 5 min，各管中分别投入供试品 1 片，20 min 内观察最大发泡量的体积，平均发泡体积不得少于 6 mL，且少于 4 mL 的不得超过 2 片。

平均片重加水量 1.5 g 及 1.5 g 以下，加水量为 2.0 mL；

平均片重加水量 1.5 g 以上，加水量为 4.0 mL。

【分散均匀性】

分散片照下述方法检查，应符合规定。

检查法　照崩解时限检查法检查，不锈钢丝网的筛孔内径为 710 μm，水温为 15~25 °C，取供试品 6 片，应在 3 min 内全部崩解并通过筛网。

【微生物限度】

以动物、植物、矿物来源的非单体成分制成的片剂，生物制品片剂，以及黏膜或皮肤炎症或腔道等局部用片剂（如口腔贴片、外用可溶片、阴道片、阴道泡腾片等），照非无菌产品微生物限度检查：微生物计数法和控制菌检查法及非无菌药品微生物限度标准检查，应符合规定。规定检查杂菌的生物制品片剂，可不进行微生物限度检查。

知识链接四　注射剂相关要求

注射剂是指原料药物或与适宜的辅料制成的供注入体内的无菌制剂。注射剂可分为注射液、注射用无菌粉末与注射用浓溶液等。

注射液是指原料药物或与适宜的辅料制成的供注入体内的无菌液体制剂，包括溶液型、乳状液型或混悬型等注射液。可用于皮下注射、皮内注射、肌肉注射、静脉注射、静脉滴注、鞘内注射、椎管内注射等。其中，供静脉滴注用的大容量注射液（除另有规定外，一般不小于 100 mL，生物制品一般不小于 50 mL）也可称为输液。

中药注射剂一般不宜制成混悬型注射液。

注射用无菌粉末是指原料药物或与适宜辅料制成的供临用前用无菌溶液配制成注射液的无菌粉末或无菌块状物，注射剂一般采用无菌分装或冷冻干燥法制得。可用适宜的注射用溶剂配制后注射，也可用静脉输液配制后静脉滴注。以冷冻干燥法制备的生物制品注射用无菌粉末，也可称为注射用冻干制剂。

注射用浓溶液是指原料药物与适宜辅料制成的供临用前稀释后静脉滴注用的无菌浓溶液。

注射剂在生产与贮藏期间应符合下列规定。

（1）溶液型注射液应澄清；除另有规定外，混悬型注射液中原料药物粒径应控制在 15 pm 以下，含 15~20 pm（间有个别 20~50 pm）者，不应超过 10%，若有可见沉淀，振摇时应容易分散均匀。混悬型注射液不得用于静脉注射或椎管内注射；乳状液型注射液，不得有相分离现象，不得用于椎管注射；静脉用乳状液型注射液中 90% 的乳滴粒径应在 1 μm 以下，不得有大于 5 μm 的乳滴。除另有规定外，输液应尽可能与血液等渗。

（2）注射剂所用的原辅料应从来源及生产工艺等环节进行严格控制并应符合注射用的质量要求。除另有规定外，制备中药注射剂的饮片等原料药物应严格按各品种项下规定的方法提取、纯化，制成半成品、成品，并应进行相应的质量控制。生物制品原液、半成品和成品的生产及质量控制应符合相关品种要求。

（3）注射剂所用溶剂应安全无害，并与其他药用成分兼容性良好，不得影响活性成分的疗效和质量。一般分为水性溶剂和非水性溶剂。

① 水性溶剂最常用的为注射用水，也可用 0.9% 氯化钠溶液或其他适宜的水溶液。

② 非水性溶剂常用植物油，主要为供注射用的大豆油，其他还有乙醇、丙二醇和聚乙二醇等。供注射用的非水性溶剂，应严格限制其用量，并应在各品种项下进行相应的检查。

（4）配制注射剂时，可根据需要加入适宜的附加剂，如渗透压调节剂、pH 值调节剂、增溶剂、助溶剂、抗氧剂、抑菌剂、乳化剂、助悬剂等。所用附加剂应不影响药物疗效，避免对检验产生干扰，使用浓度不得引起毒性或明显的刺激性。常用的抗氧剂有亚硫酸钠、亚硫酸氢钠和焦亚硫酸钠等，一般浓度为 0.1%~0.2%。多剂量包装的注射液可加适宜的抑菌剂，抑菌剂的用量应能抑制注射液中微生物的生长。除另有规定外，在制剂确定处方时，该处方的抑菌效力应符合抑菌效力检查法的规定。加有抑菌剂的注射液，仍应采用适宜的方法灭菌。

静脉给药与脑池内、硬膜外、椎管内用的注射液均不得加抑菌剂。常用的抑菌剂为0.5%苯酚、0.3%甲酚、0.5%三氯叔丁醇、0.01%硫柳汞等。

（5）注射剂常用容器有玻璃安瓿、玻璃瓶、塑料安瓿、塑料瓶（袋）、预装式注射器等。容器的密封性，须用适宜的方法确证。除另有规定外，容器应符合有关注射用玻璃容器和塑料容器的国家标准规定。容器用胶塞特别是多剂量包装注射液用的胶塞要有足够的弹性和稳定性，其质量应符合有关国家标准规定。除另有规定外，容器应足够透明，以便内容物的检视。

（6）在注射剂的生产过程中应尽可能缩短配制时间，防止微生物与热原的污染及原料药物变质。输液的配制过程更应严格控制。制备混悬型注射液、乳状液型注射液过程中，要采取必要的措施，保证粒子大小符合质量标准的要求。注射用无菌粉末应按无菌操作制备。必要时注射剂应进行相应的安全性检查，如异常毒性、过敏反应、溶血与凝聚、降压物质等，均应符合要求。

（7）灌装标示装量为不大于50 mL的注射剂时，应按表9-4适当增加装量。除另有规定外，多剂量包装的注射剂，每一容器的装量一般不得超过10次注射量，增加的装量应能保证每次注射用量。

表9-4 注射剂标准装量规定

标示装量/mL	增加量/mL	
	易流动液	黏稠液
0.5	0.10	0.12
1	0.10	0.15
2	0.15	0.25
5	0.30	0.50
10	0.50	0.70
20	0.60	0.90
50	1.0	1.5

注射剂灌装后应尽快熔封或严封。接触空气易变质的原料药物，在灌装过程中，应排除容器内的空气，可填充二氧化碳或氮等气体，立即熔封或严封。

对温度敏感的原料药物在灌封过程中应控制温度，灌封完成后应立即将注射剂置于规定的温度下贮存。

制备注射用冻干制剂时，分装后应及时冷冻干燥。冻干后残留水分应符合相关品种的要求。生物制品的分装和冻干，还应符合"生物制品分装和冻干规程"的要求。

（8）注射剂熔封或严封后，一般应根据原料药物性质选用适宜的方法进行灭菌，必须保证制成品无菌。注射剂应采用适宜方法进行容器检漏。

（9）除另有规定外，注射剂应避光贮存。生物制品原液、半成品和成品的生产及质量控制应符合相关品种要求。

（10）注射剂的标签或说明书中应标明其中所用辅料的名称，如有抑菌剂还应标明抑菌剂的种类及浓度；注射用无菌粉末应标明配制溶液所用的溶剂种类，必要时还应标注溶剂量。

除另有规定外，注射剂应进行以下相应检查。

【装　量】

注射液及注射用浓溶液照下述方法检查，应符合规定。

检查法　供试品标示装量不大于 2 mL 者，取供试品 5 支；（瓶 2 mL 以上至 50 mL 者，取供试品 3 支（瓶）。开启时注意避免损失，将内容物分别用相应体积的干燥注射器及注射针头抽尽，然后缓慢连续地注入经标化的量入式量筒内（量筒的大小应使待测体积至少占其额定体积的 40%，不排尽针头中的液体），在室温下检视。测定油溶液、乳状液或混悬液时，应先加温（如有必要）摇匀，再用干燥注射器及注射针头抽尽后，同前法操作，放冷（加温时），检视。每支（瓶）的装量均不得少于其标示量。

生物制品多剂量供试品：取供试品 1 支（瓶），按标示的剂量数和每剂的装量，分别用注射器抽出，按上述步骤测定单次剂量，应不低于标示量。

标示装量为 50 mL 以上的注射液及注射用浓溶液照最低装量检查法检查，应符合规定。也可采用重量除以相对密度计算装量：准确量取供试品，精密称定，求出每 1 mL 供试品的重量（即供试品的相对密度）；精密称定用干燥注射器及注射针头抽出或直接缓慢倾出供试品内容物的重量，再除以供试品相对密度，得出相应的装量。

预装式注射器和弹筒式装置的供试品：标示装量不大于 2 mL 者，取供试品 5 支（瓶）；2 mL 以上至 50 mL 者，取供试品 3 支（瓶）。供试品与所配注射器、针头或活塞装配后将供试品缓慢连续注入容器（不排尽针头中的液体），按单剂量供试品要求进行装量检查，应不低于标示量。

【装量差异】

除另有规定外，注射用无菌粉末照下述方法检查，应符合规定。

检查法　取供试品 5 瓶（支），除去标签、铝盖，容器外壁用乙醇擦净，干燥，开启时注意避免玻璃屑等异物落入容器中，分别迅速精密称定；容器为玻璃瓶的注射用无菌粉末，首先小心开启内塞，使容器内外气压平衡，盖紧后精密称定。然后倾出内容物，容器用水或乙醇洗净，在适宜条件下干燥后，再分别精密称定每一容器的重量，求出每瓶（支）的装量与平均装量。每瓶（支）装量与平均装量相比较（如有标示装量，则与标示装量相比较），应符合表 9-5 中规定，如有 1 瓶（支）不符合规定，应另取 10 瓶（支）复试，应符合规定。

表 9-5　注射剂装量差异规定

平均装量或标示装量	装量差异限度
0.05 g 及 0.05 g 以下	±15%
0.05 g 以上至 0.15 g	±10%
0.15 g 以上至 0.50 g	±7%
0.50 g 以上	±5%

凡规定检查含量均匀度的注射用无菌粉末，一般不再进行装量差异检查。

【渗透压摩尔浓度】

除另有规定外，静脉输液及椎管注射用注射液按各品种项下的规定，照渗透压摩尔浓度测定法测定，应符合规定。

【可见异物】

除另有规定外,照可见异物检查法检查,应符合规定。

【不溶性微粒】

除另有规定外,用于静脉注射、静脉滴注、鞘内注射、椎管内注射的溶液型的注射液、注射用无菌粉末及注射用浓溶液照不溶性微粒检查法检查,均应符合规定。

【中药注射剂有关物质】

按各品种项下规定,照注射剂有关物质检查法检查,应符合有关规定。

【重金属及有害元素残留量】

除另有规定外,中药注射剂照铅、镉、砷、汞、铜测定法测定,按各品种项下每日最大使用量计算,铅不得超过 12 μg,镉不得超过 3 μg,砷不得超过 6 μg,汞不得超过 2 μg,铜不得超过 150 μg。

【无 菌】

照无菌检查法检查,应符合规定。

【细菌内毒素】或【热原】

除另有规定外,静脉用注射剂按各品种项下的规定,照细菌内毒素检查法或热原检查法检查,应符合规定。

知识链接五　胶囊剂相关要求

胶囊剂是指原料药物或与适宜辅料充填于空心胶囊或密封于软质囊材中制成的固体制剂,可分为硬胶囊、软胶囊(胶丸)、缓释胶囊、控释胶囊和肠溶胶囊,主要供口服用。

硬胶囊(通称为胶囊)是指采用适宜的制剂技术,将原料药物或加适宜辅料制成的均匀粉末、颗粒、小片、小丸、半固体或液体等,充填于空心胶囊中的胶囊剂。

软胶囊是指将一定量的液体原料药物直接包封,或将固体原料药物溶解或分散在适宜的辅料中制备成溶液、混悬液、乳状液或半固体,密封于软质囊材中的胶囊剂。可用滴制法或压制法制备。软质囊材一般是由胶囊用明胶、甘油或其他适宜的药用辅料单独或混合制成。

缓释胶囊是指在规定的释放介质中缓慢地非恒速释放药物的胶囊剂。缓释胶囊应符合缓释制剂的有关要求并应进行释放度检查。控释胶囊是指在规定的释放介质中缓慢地恒速释放药物的胶囊剂。控释胶囊应符合控释制剂的有关要求并应进行释放度检查。

肠溶胶囊是指用肠溶材料包衣的颗粒或小丸充填于胶囊而制成的硬胶囊,或用适宜的肠溶材料制备而得的硬胶囊或软胶囊。肠溶胶囊不溶于胃液,但能在肠液中崩解而释放活性成分。除另有规定外，肠溶胶囊应符合迟释制剂的有关要求，并进行释放度检查。

胶囊剂在生产与贮藏期间应符合下列有关规定。

（1）胶囊剂的内容物不论是原料还是辅料药物，均不应造成囊壳的变质。

（2）小剂量原料药物应用适宜的稀释剂稀释，并混合均匀。

（3）硬胶囊可根据下列制剂技术制备不同形式内容物充填于空心胶囊中。

① 将原料药物加适宜的辅料如稀释剂、助流剂、崩解剂等制成均匀的粉末、颗粒或小片。

② 将普通小丸、速释小丸、缓释小丸、控释小丸或肠溶小丸单独填充或混合填充，必要时加入适量空白小丸作填充剂。

③ 将原料药物粉末直接填充。

④ 将原料药物制成包合物、固体分散体、微囊或微球。

⑤ 溶液、混悬液、乳状液等也可采用特制灌囊机填充于空心胶囊中，必要时密封。

（4）胶囊剂应整洁，不得有黏结、变形、渗漏或囊壳破裂等现象，并应无异臭。

（5）胶囊剂的微生物限度应符合要求。

（6）根据原料药物和制剂的特性，除来源于动、植物多组分且难以建立测定方法的胶囊剂外，溶出度、释放度、含量均匀度等应符合要求。必要时，内容物包衣的胶囊剂应检查残留溶剂。

（7）除另有规定外，胶囊剂应密封贮存，其存放环境温度不高于 30 ℃，湿度应适宜，防止受潮、发霉、变质。生物制品原液、半成品和成品的生产及质量控制应符合相关品种要求。

除另有规定外，胶囊剂应进行以下相应检查。

【水 分】

中药硬胶囊剂应进行水分检查。

取供试品内容物，照水分测定法测定。除另有规定外，不得超过 9.0%。

硬胶囊内容物为液体或半固体者不检查水分。

【装量差异】

照下述方法检查，应符合规定。

检查法　除另有规定外，取供试品 20 粒（中药取 10 粒），分别精密称定重量，倾出内容物（不得损失囊壳）。硬胶囊囊壳用小刷或其他适宜的用具拭净；软胶囊或内容物为半固体或液体的硬胶囊囊壳用乙醚等易挥发性溶剂洗净。置于通风处使溶剂挥尽，再分别精密称定囊壳重量，求出每粒内容物的装量与平均装量。每粒装量与平均装量相比较（有标示装量的胶囊剂，每粒装量应与标示装量比较），按表 9-6 规定超出装量差异限度的不得多于 2 粒，并不得有 1 粒超出限度 1 倍。

表 9-6　胶囊剂装量差异规定

平均装量或标示装量	装量差异限度
0.30 g 以下	±10%
0.30 g 及 0.30 g 以上	±7.5%（中药±10%）

凡规定检查含量均匀度的胶囊剂，一般不再进行装量差异的检查。

【崩解时限】

除另有规定外，照崩解时限检查法检查，均应符合规定。

凡规定检查溶出度或释放度的胶囊剂，一般不再进行崩解时限的检查。

【微生物限度】

以动物、植物、矿物质来源的非单体成分制成的胶囊剂，生物制品胶囊剂，照非无菌产品微生物限度检查：微生物计数法和控制菌检查及非无菌药品微生物限度标准检查，应符合规定。规定检查杂菌的生物制品胶囊剂，可不进行微生物限度检查。

知识链接六　颗粒剂相关要求

颗粒剂是指原料药物与适宜的辅料混合制成具有一定粒度的干燥颗粒状制剂。颗粒剂可分为可溶颗粒（通称为颗粒）、混悬颗粒、泡腾颗粒、肠溶颗粒、缓释颗粒和控释颗粒等。

混悬颗粒是指难溶性原料药物与适宜辅料混合制成的颗粒剂。临用前加水或其他适宜的液体振摇即可分散成混悬液。除另有规定外，混悬颗粒剂应进行溶出度检查。

泡腾颗粒是指含有碳酸氢钠和有机酸，遇水可放出大量气体而呈泡腾状的颗粒剂。泡腾颗粒中的原料药物应是易溶性的，加水产生气泡后应能溶解。有机酸一般用枸橼酸、酒石酸等。

肠溶颗粒是指采用肠溶材料包裹颗粒或其他适宜方法制成的颗粒剂。肠溶颗粒耐胃酸而在肠液中释放活性成分或控制药物在肠道内定位释放，可防止药物在胃内分解失效，避免对胃的刺激。肠溶颗粒应进行释放度检查。

缓释颗粒是指在规定的释放介质中缓慢地非恒速释放药物的颗粒剂。缓释颗粒应符合缓释制剂的有关要求，并应进行释放度检查。

控释颗粒是指在规定的释放介质中缓慢地恒速释放药物的颗粒剂。控释颗粒应符合控释制剂的有关要求，并应进行释放度检查。

颗粒剂在生产与贮藏期间应符合下列规定。

（1）原料药物与辅料应均匀混合。含药量小或含毒、剧药的颗粒剂，应根据原料药物的性质采用适宜方法使其分散均匀。

除另有规定外，中药饮片应按各品种项下规定的方法进行提取、纯化、浓缩成规定的清膏，采用适宜的方法干燥并制成细粉，加适量辅料（不超过干膏量的 2 倍）或饮片细粉，混匀并制成颗粒；也可将清膏加适量辅料（不超过清膏量的 5 倍）或饮片细粉，混匀并制成颗粒。

（2）凡属挥发性原料药物或遇热不稳定的药物在制备过程应注意控制适宜的温度条件，凡遇光不稳定的原料药物应遮光操作。

（3）除另有规定外，挥发油应均匀喷入干燥颗粒中，密闭至规定时间或用包合等技术处理后加入。

（4）根据需要，颗粒剂可加入适宜的辅料，如稀释剂、黏合剂、分散剂、着色剂和矫味剂等。

（5）为了防潮、掩盖原料药物的不良气味等需要，也可对颗粒进行包薄膜衣。必要时，包衣颗粒应检查残留溶剂。

（6）颗粒剂应干燥，颗粒均匀，色泽一致，无吸潮、软化、结块、潮解等现象。

（7）颗粒剂的微生物限度应符合要求。

（8）根据原料药物和制剂的特性，除来源于动、植物多组分且难以建立测定方法的颗粒剂外，溶出度、释放度、含量均匀度等应符合要求。

（9）除另有规定外，颗粒剂应密封，置干燥处贮存，防止受潮。生物制品原液、半成品和成品的生产及质量控制应符合相关品种要求。

除另有规定外，颗粒剂应进行以下相应检查。

【粒　度】

除另有规定外，照粒度和粒度分布测定法测定，不能通过一号筛与能通过五号筛的总和不得超过15%。

【水　分】

中药颗粒剂照水分测定法测定，除另有规定外，水分不得超过8.0%。

【干燥失重】

除另有规定外，化学药品和生物制品颗粒剂照干燥失重测定法测定，于105 ℃干燥（含糖颗粒应在80 ℃减压干燥）至恒重，减失重量不得超过2.0%。

【溶化性】

除另有规定外，颗粒剂照下述方法检查，溶化性应符合规定。

可溶颗粒检查法　取供试品10 g（中药单剂量包装取1袋），加热水200 mL，搅拌5 min，立即观察，可溶颗粒应全部溶化或轻微浑浊。

泡腾颗粒检查法　取供试品3袋，将内容物分别转移至盛有200 mL水的烧杯中，水温为15~25 ℃，应迅速产生气体而呈泡腾状，5 min内颗粒均应完全分散或溶解在水中。

颗粒剂按上述方法检查，均不得有异物，中药颗粒还不得有焦屑。

混悬颗粒以及已规定检查溶出度或释放度的颗粒剂可不进行溶化性检查。

【装量差异】

单剂量包装的颗粒剂按下述方法检查，应符合规定。

检查法　取供试品10袋（瓶），除去包装，分别精密称定每袋（瓶）内容物的重量，求出每袋（瓶）内容物的装量与平均装量。每袋（瓶）装量与平均装量相比较[凡无含量测定的颗粒剂或有标示装量的颗粒剂，每袋（瓶）装量应与标示装量比较]，按表9-7规定，超出装量差异限度的颗粒剂不得多于2袋（瓶），并不得有1袋（瓶）超出装量差异限度1倍。

表 9-7　颗粒剂装量差异规定

平均装量或标示装量	装量差异限度
1.0 g 及 1.0 g 以下	±10%
1.0 g 以上至 1.5 g	±8%
1.5 g 以上至 6.0 g	±7%
6.0 g 以上	±5%

凡规定检查含量均匀度的颗粒剂，一般不再进行装量差异检查。

【装　量】

多剂量包装的颗粒剂，照最低装量检查法检查，应符合规定。

【微生物限度】

以动物、植物、矿物质来源的非单体成分制成的颗粒剂，生物制品颗粒剂，照非无菌产品微生物限度检查：微生物计数法和控制菌检查法及非无菌药品微生物限度标准检查，应符合规定。规定检查杂菌的生物制品颗粒剂，可不进行微生物限度检查。

知识链接七　栓剂相关要求

栓剂是指原料药物与适宜基质制成供腔道给药的固体制剂。栓剂因施用腔道的不同，分为直肠栓、阴道栓和尿道栓。直肠栓为鱼雷形、圆锥形或圆柱形等；阴道栓为鸭嘴形、球形或卵形等；尿道栓一般为棒状。

栓剂在生产与贮藏期间应符合下列有关规定。

（1）栓剂常用基质为半合成脂肪酸甘油酯、可可豆蜡、聚氧乙烯硬脂酸酯、聚氧乙烯山梨聚糖脂肪酸酯、氢化植物油、甘油明胶、泊洛沙姆、聚乙二醇类或其他适宜物质。根据需要可加入表面活性剂、稀释剂、润滑剂和抑菌剂等。除另有规定外，在制剂确定处方时，该处方的抑菌效力应符合抑菌效力检查法的规定。常用水溶性或与水能混溶的基质制备阴道栓。

（2）栓剂可用挤压成形法和模制成形法制备。制备栓剂用的固体原料药物，除另有规定外，应预先用适宜方法制成细粉或最细粉。可根据施用腔道和使用需要，制成各种适宜的形状。

（3）栓剂中的原料药物与基质应混合均匀，其外形应完整光滑，放入腔道后应无刺激性，能融化、软化或溶化，并与分泌液混合，逐渐释放出药物，产生局部或全身作用；并应有适宜的硬度，以免在包装或贮存时变形。

（4）栓剂所用内包装材料应无毒性，并不得与原料药物或基质发生理化作用。

（5）除另有规定外，应在 30 ℃以下密闭贮存和运输，防止因受热、受潮而变形、发霉、变质。生物制品原液、半成品和成品的生产及质量控制应符合相关品种要求。

除另有规定外，栓剂应进行以下相应检查。

【重量差异】

照下述方法检查，应符合规定。

检查法　取供试品 10 粒，精密称定总重量，求得平均粒重后，再分别精密称定每粒的重量。每粒重量与平均粒重相比较（有标示粒重的中药栓剂，每粒重量应与标示粒重比较），按表 9-8 中的规定，超出重量差异限度的不得多于 1 粒，并不得超出限度 1 倍。

表 9-8　栓剂重量差异规定

平均粒重或标示粒重	重量差异限度
1.0 g 及 1.0 g 以下	±10%
1.0 g 以上至 3.0 g	±7.5%
3.0 g 以上	±5%

凡规定检查含量均匀度的栓剂，一般不再进行重量差异检查。

【融变时限】

除另有规定外，照融变时限检查法检查，应符合规定。

【微生物限度】

除另有规定外，照非无菌产品微生物限度检查：微生物计数法和控制菌检查法及非无菌药品微生物限度标准检查，应符合规定。

知识链接八　丸剂相关要求

丸剂是指原料药物与适宜的辅料制成的球形或类球形固体制剂。中药丸剂包括蜜丸、水蜜丸、水丸、糊丸、蜡丸、浓缩丸和滴丸等。化学药丸剂包括滴丸、糖丸等。

蜜丸是指饮片细粉以炼蜜为黏合剂制成的丸剂。其中每丸重量在 0.5 g（含 0.5 g）以上的称大蜜丸，每丸重量在 0.5 g 以下的称小蜜丸。

水蜜丸是指饮片细粉以炼蜜和水为黏合剂制成的丸剂。

水丸是指饮片细粉以水（或根据制法用黄酒、醋、稀药汁、糖液、含 5%以下炼蜜的水溶液等）为黏合剂制成的丸剂。

糊丸是指饮片细粉以米粉、米糊或面糊等为黏合剂制成的丸剂。

蜡丸是指饮片细粉以蜂蜡为黏合剂制成的丸剂。

浓缩丸是指饮片或部分饮片提取浓缩后，与适宜的辅料或其余饮片细粉，以水、炼蜜或炼蜜和水为黏合剂制成的丸剂。根据所用黏合剂的不同，分为浓缩水丸、浓缩蜜丸和浓缩水蜜丸等。

滴丸剂是指原料药物与适宜的基质加热熔融混匀，滴入不相混溶、互不作用的冷凝介质中制成的球形或类球形制剂。

糖丸是指以适宜大小的糖粒或基丸为核心，用糖粉和其他辅料的混合物作为撒粉材料，选用适宜的黏合剂或润湿剂制丸，并将原料药物以适宜的方法分次包裹在糖丸中而制成的制剂。

丸剂在生产与贮藏期间应符合下列有关规定。

（1）除另有规定外，供制丸剂用的药粉应为细粉或最细粉。

（2）炼蜜按炼蜜程度分为嫩蜜、中蜜和老蜜，制备时可根据品种、气候等具体情况选用。蜜丸应细腻滋润，软硬适中。

（3）浓缩丸所用饮片提取物应按制法规定，采用一定的方法提取浓缩制成。

（4）蜡丸制备时，将蜂蜡加热熔化，待冷却至适宜温度后按比例加入药粉，混合均匀。

（5）除另有规定外，水蜜丸、水丸、浓缩水蜜丸和浓缩水丸均应在 80 ℃ 以下干燥；含挥发性成分或淀粉较多的丸剂（包括糊丸）应在 60 ℃ 以下干燥；不宜加热干燥的应采用其他适宜的方法干燥。

（6）滴丸基质包括水溶性基质和非水溶性基质，常用的有聚乙二醇类（如聚乙二醇 6000、聚乙二醇 4000 等）、泊洛沙姆、硬脂酸聚烃氧（40）酯、明胶、硬脂酸、单硬脂酸甘油酯、氢化植物油等。

（7）滴丸冷凝介质必须安全无害，且与原料药物不发生作用。常用的冷凝介质有液状石蜡、植物油、甲基硅油和水等。

（8）除另有规定外，糖丸在包装前应在适宜条件下干燥，并按丸重大小要求用适宜筛号的药筛过筛处理。

（9）根据原料药物的性质、使用与贮藏的要求，凡需包衣和打光的丸剂，应使用各品种制法项下规定的包衣材料进行包衣和打光。

（10）根据原料药物的性质与使用、贮藏的要求，供口服的滴丸可包糖衣或薄膜衣。必要时，薄膜衣包衣滴丸应检查残留溶剂。

（11）除另有规定外，丸剂外观应圆整，大小、色泽应均匀，无粘连现象。蜡丸表面应光滑无裂纹，丸内不得有蜡点和颗粒。滴丸表面应无冷凝介质黏附。

（12）化学药滴丸、糖丸含量均匀度、微生物限度应符合要求。

（13）除另有规定外，丸剂应密封贮存，防止受潮、发霉、虫蛀、变质。

除另有规定外，丸剂应进行以下相应检查。

【水　分】

照水分测定法测定。除另有规定外，蜜丸和浓缩蜜丸中所含水分不得超过 15.0%；水蜜丸和浓缩水蜜丸不得超过 12.0%；水丸、糊丸、浓缩水丸不得超过 9.0%。

蜡丸不检查水分。

【重量差异】

（1）除另有规定外，滴丸剂照下述方法检查，应符合规定。

检查法　取供试品 20 丸，精密称定总重量，求得平均丸重后，再分别精密称定每丸的重量。每丸重量与标示丸重相比较（无标示丸重的，与平均丸重比较），按表 9-9 中的规定，超出重量差异限度的不得多于 2 丸，并不得有 1 丸超出限度 1 倍。

表 9-9　滴丸剂重量差异规定

标示丸重或平均丸重	重量差异限度
0.03 g 及 0.03 g 以下	±15%
0.03 g 以上至 0.1 g	±12%
0.1 g 以上至 0.3 g	±10%
0.3 g 以上	±7.5%

（2）除另有规定外，糖丸剂照下述方法检查，应符合规定。

检查法　取供试品 20 丸，精密称定总重量，求得平均丸重后，再分别精密称定每丸的重量。每丸重量与标示丸重相比较（无标示丸重的，与平均丸重比较），按表 9-10 中的规定，超出重量差异限度的不得多于 2 丸，并不得有 1 丸超出限度 1 倍。

表 9-10　糖丸剂重量差异规定

标示丸重或平均丸重	重量差异限度
0.03 g 及 0.03 g 以下	±15%
0.03 g 以上至 0.30 g	±10%
0.3 g 以上	±7.5%

（3）除另有规定外，其他丸剂照下述方法检查，应符合规定。

检查法　以 10 丸为 1 份（丸重 1.5 g 及 1.5 g 以上的以 1 丸为 1 份），取供试品 10 份，分别称定重量，再与每份标示重量（每丸标示量×称取丸数）相比较（无标示重量的丸剂，与平均重量比较），按表 9-11 规定，超出重量差异限度的不得多于 2 份，并不得有 1 份超出限度 1 倍。

表 9-11　其他丸剂重量差异规定

标示丸重或平均丸重	重量差异限度
0.05 g 及 0.05 g 以下	±12%
0.05 g 以上至 0.1 g	±11%
0.1 g 以上至 0.3 g	±10%
0.3 g 以上至 1.5 g	±9%
1.5 g 以上至 3 g	±8%
3 g 以上至 6 g	±7%
6 g 以上至 9 g	±6%
9 g 以上	±5%

包糖衣丸剂应检查丸芯的重量差异并符合规定，包糖衣后不再检查重量差异，其他包衣丸剂应在包衣后检查重量差异并符合规定。凡进行装量差异检查的单剂量包装丸剂及进行含量均匀度检查的丸剂，一般不再进行重量差异检查。

【装量差异】

除糖丸外，单剂量包装的丸剂，照下述方法检查应符合规定。

检查法　取供试品 10 袋（瓶），分别称定每袋（瓶）内容物的重量，每袋（瓶）装量与标示装量相比较,按表 9-12 规定,超出装量差异限度的不得多于 2 袋(瓶),并不得有 1 袋(瓶)超出限度 1 倍。

表 9-12　除糖丸外的单剂量包装丸剂装量差异规定

标示装量	装量差异限度
0.05 g 及 0.05 g 以下	±12%
0.05 g 以上至 1 g	±11%
1 g 以上至 2 g	±10%
2 g 以上至 3 g	±8%
3 g 以上至 6 g	±6%
6 g 以上至 9 g	±5%
9 g 以上	±4%

【装　量】

装量以重量标示的多剂量包装丸剂,照最低装量检查法检查,应符合规定。

以丸数标示的多剂量包装丸剂,不检查装量。

【溶散时限】

除另有规定外,取供试品 6 丸,选择适当孔径筛网的吊篮(丸剂直径在 2.5 mm 以下的用孔径约 0.42 mm 的筛网;在 2.5~3.5 mm 的用孔径约 1.0 mm 的筛网;在 3.5 mm 以上的用孔径约 2.0 mm 的筛网),照崩解时限检查法片剂项下的方法加挡板进行检查。小蜜丸、水蜜丸和水丸应在 1 h 内全部溶散;浓缩丸和糊丸应在 2 h 内全部溶散。滴丸剂不加挡板检查,应在 30 min 内全部溶散,包衣滴丸应在 1 h 内全部溶散。操作过程中如供试品黏附挡板妨碍检查,应另取供试品 6 丸,以不加挡板进行检查。上述检查,应在规定时间内全部通过筛网。如有细小颗粒状物未通过筛网,但已软化且无硬心者可按符合规定论。蜡丸照崩解时限检查法(通则 0921)片剂项下的肠溶衣片检查法检查,应符合规定。

除另有规定外,大蜜丸及研碎、嚼碎后或用开水、黄酒等分散后服用的丸剂不检查溶散时限。

【微生物限度】

以动物、植物、矿物质来源的非单体成分制成的丸剂,生物制品丸剂,照非无菌产品微生物限度检查:微生物计数法和控制菌检查法及非无菌药品微生物限度标准检查,应符合规定。生物制品规定检查杂菌的,可不进行微生物限度检查。

知识链接九　软膏剂、乳膏剂相关要求

软膏剂是指原料药物与油脂性或水溶性基质混合制成的均匀的半固体外用制剂。按原料药物在基质中分散状态不同,分为溶液型软膏剂和混悬型软膏剂。溶液型软膏剂为原料药物溶解（或共熔）于基质或基质组分中制成的软膏剂；混悬型软膏剂为原料药物细粉均匀分散于基质中制成的软膏剂。

乳膏剂是指原料药物溶解或分散于乳状液型基质中形成的均匀半固体制剂。乳膏剂由于基质不同，可分为水包油型乳膏剂和油包水型乳膏剂。

软膏剂、乳膏剂在生产与贮藏期间应符合下列有关规定。

（1）软膏剂、乳膏剂应根据各剂型特点、原料药物的性质、制剂的疗效和产品的稳定性选用基质。基质也可由不同类型基质混合组成。

软膏剂基质可分为油脂性基质和水溶性基质。油脂性基质常用的有凡士林、石蜡、液状石蜡、硅油、蜂蜡、硬脂酸、羊毛脂等；水溶性基质主要有聚乙二醇。乳膏剂常用的乳化剂可分为水包油型和油包水型。水包油型乳化剂有钠皂、三乙醇胺皂类、脂肪醇硫酸（酯）钠类和聚山梨酯类；油包水型乳化剂有钙皂、羊毛脂、单甘油酯、脂肪醇等。

（2）软膏剂、乳膏剂基质应均匀、细腻，涂于皮肤或黏膜上应无刺激性。软膏剂中不溶性原料药物，应预先用适宜的方法制成细粉，确保粒度符合规定。

（3）软膏剂、乳膏剂根据需要可加入保湿剂、抑菌剂、增稠剂、稀释剂、抗氧剂及透皮促进剂。除另有规定外，加入抑菌剂的软膏剂、乳膏剂在制剂确定处方时，该处方的抑菌效力应符合抑菌效力检查法的规定。

（4）软膏剂、乳膏剂应具有适当的黏稠度，应易涂布于皮肤或黏膜上，不融化，黏稠度随季节变化应很小。

（5）软膏剂、乳膏剂应无酸败、异臭、变色、变硬等变质现象。乳膏剂不得有油水分离及胀气现象。

（6）除另有规定外，软膏剂应避光密封贮存。乳膏剂应避光密封置 25 ℃ 以下贮存，不得冷冻。

（7）软膏剂、乳膏剂所用内包装材料，不应与原料药物或基质发生物理化学反应，无菌产品的内包装材料应无菌。软膏剂、乳膏剂用于烧伤治疗如为非无菌制剂的，应在标签上标明"非无菌制剂"；产品说明书中应注明"本品为非无菌制剂"，同时在适应证下应明确"用于程度较轻的烧伤（Ⅰ°或浅Ⅱ°）"；注意事项下规定"应遵医嘱使用"。

除另有规定外，软膏剂、乳膏剂应进行以下相应检查。

【粒　度】

除另有规定外，混悬型软膏剂、含饮片细粉的软膏剂照下述方法检查，应符合规定。检查法取供试品适量，置于载玻片上涂成薄层，薄层面积相当于盖玻片面积，共涂 3 片，照粒度和粒度分布测定法测定，均不得检出大于 180 μm 的粒子。

【装　量】

照最低装量检查法检查，应符合规定。

【无　菌】

用于烧伤[除程度较轻的烧伤（Ⅰ°或浅Ⅱ°外）]或严重创伤的软膏剂与乳膏剂，照无菌检查法检查，应符合规定。

【微生物限度】

除另有规定外,照非无菌产品微生物限度检查:微生物计数法和控制菌检查法及非无菌药品微生物限度标准检查,应符合规定。

知识链接十　散剂相关要求

散剂是指原料药物或与适宜的辅料经粉碎、均匀混合制成的干燥粉末状制剂。散剂可分为口服散剂和局部用散剂。口服散剂一般溶于或分散于水、稀释液或者其他液体中服用,也可直接用水送服。局部用散剂可供皮肤、口腔、咽喉、腔道等处应用;专供治疗、预防和润滑皮肤的散剂也可称为撒布剂或撒粉。

散剂在生产与贮藏期间应符合下列有关规定。

(1)供制散剂的原料药物均应粉碎。除另有规定外,口服用散剂为细粉,儿科用和局部用散剂应为最细粉。

(2)散剂应干燥、疏松、混合均匀、色泽一致。制备含有毒性药、贵重药或药物剂量小的散剂时,应采用配研法混匀并过筛。

(3)散剂可单剂量包(分)装,多剂量包装者应附分剂量的用具。含有毒性药的口服散剂应单剂量包装。

(4)散剂中可含或不含辅料。口服散剂需要时亦可加矫味剂、芳香剂、着色剂等。

(5)除另有规定外,散剂应密闭贮存,含挥发性原料药物或易吸潮原料药物的散剂应密封贮存。生物制品应采用防潮材料包装。

(6)为防止胃酸对生物制品散剂中活性成分的破坏,散剂稀释剂中可调配中和胃酸的成分。

(7)散剂用于烧伤治疗如为非无菌制剂的,应在标签上标明"非无菌制剂";产品说明书中应注明"本品为非无菌制剂",同时在适应证下应明确"用于程度较轻的烧伤(Ⅰ°或浅Ⅱ°)";注意事项下规定"应遵医嘱使用"。

除另有规定外,散剂应进行以下相应检查。

【粒　度】

除另有规定外,化学药局部用散剂和用于烧伤或严重创伤的中药局部用散剂及儿科用散剂,照下述方法检查,应符合规定。

检查法　除另有规定外,取供试品 10 g,精密称定,照粒度和粒度分布测定法测定。化学药散剂通过七号筛(中药通过六号筛)的粉末重量,不得少于 95%。

【外观均匀度】

取供试品适量,置光滑纸上,平铺约 5 cm^2,将其表面压平,在明亮处观察,应色泽均匀,无花纹与色斑。

【水　分】

中药散剂照水分测定法测定,除另有规定外,不得超过 9.0%。

【干燥失重】

化学药和生物制品散剂,除另有规定外,取供试品,照干燥失重测定法测定,在 105 ℃ 干燥至恒重,减失重量不得超过 2.0%。

【装量差异】

单剂量包装的散剂,照下述方法检查,应符合规定。

检查法　除另有规定外,取供试品 10 袋(瓶),分别精密称定每袋(瓶)内容物的重量,求出内容物的装量与平均装量。每袋(瓶)装量与平均装量相比较[凡有标示装量的散剂,每袋(瓶)装量应与标示装量相比较],按表 9-13 中的规定,超出装量差异限度的散剂不得多于 2 袋(瓶),并不得有 1 袋(瓶)超出装量差异限度的 1 倍。

表 9-13　散剂装量差异规定

平均装量或标示装量	装量差异限度（中药、化学药）	装量差异限度（生物药品）
0.1 g 及 0.1 g 以下	±15%	±15%
0.1 g 以上至 0.5 g	±10%	±10%
0.5 g 以上至 1.5 g	±8%	±7.5%
1.5 g 以上至 6.0 g	±7%	±5%
6.0 g 以上	±5%	±3%

凡规定检查含量均匀度的化学药和生物制品散剂,一般不再进行装量差异的检查。

【装　量】

除另有规定外,多剂量包装的散剂,照最低装量检查法检查,应符合规定。

【无　菌】

除另有规定外,用于烧伤[除程度较轻的烧伤(Ⅰ°或浅Ⅱ°外)]、严重创伤或临床必需无菌的局部用散剂,照无菌检查法检查,应符合规定。

【微生物限度】

除另有规定外,照非无菌产品微生物限度检查:微生物计数法和控制菌检查法及非无菌药品微生物限度标准检查,应符合规定。凡规定进行杂菌检查的生物制品散剂,可不进行微生物限度检查。

知识链接十一　合剂相关要求

合剂是指饮片用水或其他溶剂,采用适宜的方法提取制成的口服液体制剂(单剂量灌装者也可称"口服液")。

合剂在生产与贮藏期间应符合下列规定。

（1）饮片应按各品种项下规定的方法提取、纯化、浓缩制成口服液体制剂。

（2）根据需要可加入适宜的附加剂。除另有规定外，在制剂确定处方时，该处方的抑菌效力应符合抑菌效力检查法的规定。山梨酸和苯甲酸的用量不得超过 0.3%（其钾盐、钠盐的用量分别按酸计），羟苯酯类的用量不得超过 0.05%。如加入其他附加剂，其品种与用量应符合国家标准的有关规定，不影响成品的稳定性，并应避免对检验产生干扰。必要时可加入适量的乙醇。

（3）合剂若加蔗糖，除另有规定外，含蔗糖量一般不高于 20%（g/mL）。

（4）除另有规定外，合剂应澄清。在贮存期间不得有发霉、酸败、异物、变色、产生气体或其他变质现象，允许有少量摇之易散的沉淀。

（5）一般应检查相对密度、pH 值等。

（6）除另有规定外，合剂应密封，置阴凉处贮存。

除另有规定外，合剂应进行以下相应检查。

【装　量】

单剂量灌装的合剂，照下述方法检查，应符合规定。

检查法　取供试品 5 支，将内容物分别倒入经标化的量入式量筒内，在室温下检视，每支装量与标示装量相比较，少于标示装量的不得多于 1 支，并不得少于标示装量的 95%。

多剂量灌装的合剂，照最低装量检查法检查，应符合规定。

【微生物限度】

除另有规定外，照非无菌产品微生物限度检查：微生物计数法和控制菌检查法及非无菌药品微生物限度标准检查，应符合规定。

参考文献

[1] 国家药典委员会. 中华人民共和国药典[M]. 北京：中国医药科技出版社, 2015.

[2] 罗茂芝. 地西泮注射液稳定性研究[J]. 中国医药指南, 2012(10).

[3] 孙变娜, 沈和定, 吴洪喜. 高效液相色谱法测定 4 种石磺中牛磺酸的含量[J]. 海洋渔业, 2015(01).

[4] 厉昌海, 林隆海. 关于气相色谱仪原理组成及使用的思考[J]. 现代制造技术与装备, 2016(01).

[5] 姚尧, 田郁郁, 程鹏. 旋光仪示值误差测量结果的不确定度评定[J]. 质量技术监督研究, 2018(01).

[6] 周中木, 揭鹏飞, 张华. WZZ-2A 型旋光仪钠光灯常见故障维修[J]. 计量与测试技术, 2018(03).

[7] 伏圣青, 陈华, 南楠. 艾司唑仑片溶出度检测方法的建立以及溶出曲线评价[J]. 药物分析杂志, 2013(05).

[8] 潘蔚, 吴勇梅, 杜书明. 紫外分光光度法测定艾司唑仑中毒患者血药浓度[J]. 中国工业医学杂志, 2018(01).

[9] 黄敏文, 袁耀佐, 钱文. UPLC-UV 法同时测定阿莫西林克拉维酸钾片中阿莫西林和克拉维酸的含量及其在国产片剂溶出曲线测定中的应用[J]. 药物分析杂志, 2013(12).

[10] 张亚洲, 樊兰兰, 屈啸声. RP-HPLC 法测定阿莫西林克拉维酸钾干混悬剂（14∶1）中阿莫西林、克拉维酸的含量[J]. 安徽医药, 2013(02).

[11] 张宁. 普通口服固体制剂溶出度试验研究中需关注的问题[J]. 中国新药杂志, 2013(22).

[12] 刘蝉. 气相色谱法测定维生素 E 软胶囊中 8 种有机溶剂残留量[J]. 安徽医药, 2014(04).

[13] 刘群, 王丽英, 王磊. 维生素 E 软胶囊的崩解时限与破裂试验的统计分析[J]. 药学研究, 2016(09).

[14] 邹丹, 蔡玲玲. 气相色谱法在维生素 E 软胶囊含量的不确定度测定中的应用[J]. 中国现代药物应用, 2015(16).

[15] 宋金春, 陈杏. 复方阿莫西林干混悬剂的制备与含量测定[J]. 中国药师, 2012(11).

[16] 彭红, 吴虹. 药物分析实验[M]. 北京：中国医药科技出版社, 2015.

[17] 梁生旺, 万丽. 仪器分析[M]. 北京：中国中医药出版社, 2012.

[18] 谢庆娟, 李维斌. 分析化学[M]. 北京：人民卫生出版社, 2009.

[19] 苏薇薇. 药物分析实验[M]. 北京：中国医药科技出版社, 1998.

[20] 陈文娟. 药物分析实验[M]. 北京：中国医药科技出版社, 2008.